中医师承学堂

冯先波中医基础讲课实录

冯先波 著

中国中医药出版社

·北京·

图书在版编目（CIP）数据

冯先波中医基础讲课实录 / 冯先波著 . —北京：中国中医药出版社，
2014.8（2023.3 重印）

（中医师承学堂）

ISBN 978-7-5132-1913-6

Ⅰ . ①冯… Ⅱ . ①冯… Ⅲ . ①中医医学基础 Ⅳ . ① R22

中国版本图书馆 CIP 数据核字（2014）第 091887 号

中 国 中 医 药 出 版 社 出 版

北京经济技术开发区科创十三街31号院二区8号楼

邮政编码 100176

传真 010 64405721

保定市中画美凯印刷有限公司印刷

各地新华书店经销

*

开本 710×1000 1/16 印张 13.75 字数 158 千字

2014 年 8 月第 1 版 2023 年 3 月第 2 次印刷

书号 ISBN 978-7-5132-1913-6

*

定价 45.00 元

网址 www.cptcm.com

前　言

　　一位有名的老中医从教授"中医基础"的实践中，曾总结出一条宝贵的经验，做了形象逼真的比喻："学中医好像龙摆尾。"意思是说：学中医基础课大多在初次接触中医理论的时候，原先没有或很少接触它，讲解时恰恰要提到许多中医的术语和名词，解释清楚它们是需要花费很多时间，引证许多例子的，往往是因为一句话、一个词，就要引申出一大篇道理，好像是龙头稍一活动，龙尾就要摆几摆，其摆尾的幅度要比头大若干倍。尽管如此，听讲的人仍在似懂非懂之间徘徊，原因是此时对中医的理论体系和说理方法，尚未完全适应的缘故。即使当时弄清楚了，其印象也是不深刻的，时间久了，记忆力随之淡薄了，待到接触临床时，回忆基础理论尚有生疏之感。只有在接触临床实践的时候，复习基础理论，理解得才为深刻，最容易记牢，可以说此时学一遍比开始时学十遍的收获还要大，多数人都有这样的体会。

　　诚如读者指出的："基础理论是为临床课奠定基础的；临床课是在基础理论上发展起来的，二者是相辅相成，密切联系起来的不可分割的统一整体。"这是毫无疑义的。因此，本书重点放在直接为临床诊疗服务的辨证章节。

本书不仅讲解了如何进行辨证，而且提出了如何才能抓住辨证的要点，目的在于使主导思想明确，对主症的辨析有条不紊，从而抓住疾病的主要方面，进行有效的治疗。同时，对相近类似的病情也作了必要的鉴别诊断，这样，既学会了辨证，又学会了必要的鉴别分析，这是一个医生必须具备的基本条件。在某种意义上说，只要掌握并熟记辨证诸章的内容，并能够很好地将它运用到临床诊疗实践中去，那么，对于内科疾病的诊疗就无多大困难了。对于初学中医的同志说来，这是非常重要的一步，这一步走得好，站得稳，对进一步深造，就奠定了坚实的基础。

为了照顾到西医学习中医的同志和基层与社区医生的需要，把常用的方剂附于书后，以便学习和诊疗时查阅参考。但是，我历来不主张机械地照抄照搬原方，因为人体素质各异，疾病是复杂的，变化是多端的，原方不可能恰恰适用于具体人的病情的。因此，应狠抓辨证。只要辨证准确无误，治疗法则符合病机，在熟悉中药性能功用的前提下，完全可以根据病情需要，自己选药组方，如此则针对性更强，疗效更显著。当然，对初学中医的同志来说，要求马上做到这一点，是有困难的，所以还是将常用的方剂附于书后，供参考。

本书在成书过程中，仍按照中医的基本理论体系，广采诸书的优点，选编成篇。凡是引用前人著作的，都以现代语言作了解释，便于初学中医学的读者理解，有些地方还结合现代医学知识加以说明。是否恰当，有待读者指正。

本书引用他人的著作较多，有的注明了出处，有的只列出书目，谨表谢意和歉意。本书成稿时，承贵州省中医研究所给予审阅。很多中医前辈还对本书提出了极为宝贵的意见和热情的帮助。对此，特表示深切的谢意。

冯若水

2012年冬第三版、1976年冬第二版、1972年夏第一版

目录

第一部分 审证求因抓主症——病因病机辨证

第二部分　执简驭繁疗内伤——脏腑经络辨证

第三部分　伤寒温病治外感——六经、卫气营血、三焦辨证

第一部分

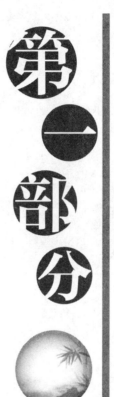

审证求因抓主症——病因病机辨证

概 论

疾病是千变万化的，症状是错综复杂的，摆在医生面前的，往往是一堆毫无头绪的症状，仅仅承认这些客观症状是不够的，必须透过现象认识本质——产生疾病的原因是什么，属于什么性质，病理机制又是怎样，然后才能做出正确的判断，施以有效的治疗，这就是"治病必求于因"的道理。

中医在辨别审查疾病的时候，总是千方百计、竭尽全力寻找致病的原因。也就是说病人或医生，能够明确指出致病的原因是何种病邪，如外感病中的伤寒（狭义）的病因为感受了寒邪；温病则是温邪为害；内伤诸病也可以找到与疾病发生有关的因素，这就对于直接针对致病因素予以治疗提供了依据和方便，只要解除了致病原因，疾病即可治愈。

而有的时候，病人只对医生叙述一些感到痛苦的症状，却不能指出致病因素是什么，处此之际，医生的责任就更加重要了。既要客观地承认这些使病人感到痛苦的症状，又要从这些具体的症状中寻找出发病原因，然后施以正确的有效的治疗。

还有一种情况，病人告诉医生一些症状后，也指出病变在何处，或发病原因，可是，经过医生详细分析之后，得出的结论却与患者所叙不同。如以眩晕为例，病人感到头晕目眩，如坐舟车之中，病人以为病变在头目，医生却要凭借伴随眩晕出现的兼症，分别出是由于风，还是因火；或为痰抑或为虚等不同的病因病机。按照不同的病因病机采用不同的治疗方法，奏效方佳。倘分不出风、火、痰、虚便无法治疗。纵然勉强予以针药，势必陷入头痛医头，脚痛医脚，结果被症状所左右，疗效肯定是不会令人满意的。如果病人仅仅叙述所感到的痛苦，却要求医生去寻找致病原因，就叫做"审证求因"。这是中医独特的诊疗方法。

"审证求因"固然要以患者所叙述的症状为依据，但必须结合四时气候的变化，生活起居，饮食，情志等多方面的情况，把内外各种因素有机地密切联系起来进行分析，才能找到真正的致病原因。如夏至以后才能称之为暑病，夏至以前则称温病。秋季出现的燥邪用事，客伤人体称之为秋燥。生活起居不慎，饮食不节也能导致许多疾病；情志不遂多为肝气郁结，化火的来源等等，反之，可以从病因的性质，特点去推敲分析疾病的性质，这就是"证"和"因"反复印证的过程，倘离开了具体症状和产生症状的具体条件，盲目地寻找致病因素，无异于"痴人说梦"。况且"审证求因"的精神实质是唯物而辩证的，绝不是由医生去凭空猜测或虚构而成的，是要经过实践检验的。

诚然，病邪是危害人体健康，导致疾病的有害因素，但它仅是发生疾病的一个方面，而疾病的发生与否，还要取决于人体正气的状态如何，"正气存内，邪不可干"。病因病机辨证并不是中医辨证的唯一方法，必须和后几章辨证方法密切结合起来，尤其需要落实在脏腑功能的基础上，才能全面地分析疾病的病因和病机。

第一章 八 纲

八纲即阴、阳、表、里、寒、热、虚、实。它是中医基础理论的重要组成部分，是证候分类的纲领，又是归纳分析复杂症状的方法，是直接为治疗服务的。临床出现的许多症状，都是正邪相争的反应，如何从中抓住它们的关键，使纷纭的症状条理化，从而进一步看到整个病情发展的趋势及其归宿，确定疾病属于八纲中的某一纲，这是辨证过程中的初步工作。全面了解疾病主要靠"四诊"；确定疾病性质和治疗方法则需依靠"八纲"。因此，在辨证过程中都是把四诊八纲合称并用的。只有用四诊八纲去详推细敲病情，才能达到预期的目的。

中医认为，任何一种病症都可以用八纲加以归纳的。疾病的分类，不属阴便属阳。病变部位不在表则在里。病情性质不寒即热。正邪的盛衰不虚便实。八纲中每一纲都有它的典型证候，可以独立存在，但这并不是说八纲之间毫无联系，相反地，它们有着无偶不立的依存关系。无阴证也就不会有阳证；没有表证也就无所谓里证；没寒便无热；有虚才能有实。如寒象占据显著优势时它的性质就属寒；热象占主要地位则为热症。人体有异，病邪不同，临床上表现出来的证候，也是十分复杂的，往往是几者并存，多种互见的。如里虚寒的附子理中汤证；里实热的承气汤证。表实的麻黄汤证；表虚的桂枝汤证等等。由表入里，由里达表，寒热交错，虚实互见的病例是屡见不鲜的。因此，要求我们随着疾病的演变，机智灵活地运用八纲，准确无误地抓住疾病的本质，做出正确的诊断，为治疗提供可靠的依据。

八纲中阴阳二纲尤为重要，它可以统领其他六纲。阴可以统领里、虚、寒；阳可以统领表、实、热。任何症状的显现都是阴阳失调的结果，只有立足于阴阳二纲的基础上，才有可能对任何症状进行分析和归纳，从而确定疾病的性质，并由此深入认识人体或疾病发展趋向等具体情况。总之，既要根据立纲分析，又要综合归纳，这就是八纲之间不可分割的关系。

阴 阳

阴阳为八纲之首。一切疾病的性质总括起来可以分为阴证和阳证两大类型。任凭临床证候错综复杂，变化多端，但归纳起来不外乎阴阳偏胜或阴阳偏衰。辨证时首先分别属阴抑或属阳，然后再进一步区分表里、寒热、虚实，层次分明，易于深入辨析疾病。《素问》说："阴胜则阳病，阳胜则阴病。""阳胜则热，阴胜则寒。""阳虚则外寒，阴虚则内热。""阳胜则外热，阴胜则内寒。"阴阳本来应该保持着相对的平衡状态，一旦这种相对平衡状态遭到破坏，阴偏胜了必然要累及阳，阳偏胜了就要影响到阴。当正气未衰邪气太盛之际，阳胜则表现为热，阴胜则表现为寒。如果正虚邪盛时，阳虚则表现为外寒，因阳气衰弱不能充分敷布于外，故生外寒。阴虚则生内热，因阴虚不足以颉颃正常的阳，故热生于内。阴阳偏胜或偏衰时所产生的病理变化是复杂的，如热极时出现手足厥冷的"真热假寒"，此时热为疾病的根本真实情况，手足厥冷却是迷惑人的假象。相反，身热而欲得厚衣重被的"真寒假热"，此时因阴邪太盛逼阳外越而出现的假热。这两个例子都是物极必反的结果。处此之际，病势危重，生死在反掌之间，倘辨证乖谬，或疏忽大意，就要被假象所迷惑，而造成严重的医疗事故。疾病发展到此种阶段，辨别阴阳显得尤其重要。只有掌握住阴证和阳证的本质，才能够"去伪存真"。因此，历代医学家对阴阳二纲都非常重视。《素问》说："善诊者，察色按脉，先别阴阳"。张景岳说："凡诊脉施治，必先审阴阳，乃为医道之纲纪，阴阳无谬，治焉有差，医道虽繁，可一言蔽之曰阴阳而已"。这种认识疾病的思想方法，很值得我们初学者重视的。

一、阴证和阳证

1. 阴证

凡精神萎靡，声音低怯，面色晦暗，目光无神，动作迟缓，身冷畏寒，近衣喜暖，口淡不渴，小便清长，大便稀薄，苔白滑，脉沉迟者即为阴证。总之，凡人体机能衰退，正气不足而产生的退行性病变，都可以列入阴证范畴。

2. 阳证

凡精神亢奋，甚至烦躁谵语，声音粗壮，面赤，发热口渴，气粗，去衣喜凉，大便秘结，小便黄赤短少，苔黄燥，脉数大有力者属于阳证。也就是机体机能亢进，抵抗力强，正气充足，邪气又盛的进行性炎性病变，都可以列入阳证范畴。

应该注意的是，以上列举的是典型的阴证和阳证。可是，在临床实践中往往是"阳中有阴"或"阴中有阳"的表里、寒热、虚实混杂在一起的，需要详细辨认。有的病表现为阴虚而阳不盛，或阳盛阴不虚；或阴虚而阳盛，或阳虚阴亦虚的。治疗时应本着"补不足，泻有余"的原则。同时还要注意阴阳的性质是可以转化的。如阳证可以转化为阴证，表示病情恶化；阴证也可以变为阳证，表示病情好转。总之，既要认识阴证和阳证两大不同性质类型的疾病，又要明了阴证和阳证的真伪和阴阳混杂并现，以及阴阳的转化等多方面的情形。

二、真阴不足和真阳不足

真阴不足即为阴虚；真阳不足者为阳虚。肾为先天之本，足与不足直接关系到人体的强弱虚实，因此，在某种意义上说，真阴不足和真阳不足指的是肾的阴阳不足。

1. 真阴不足

虚火上炎，面白额红，唇若涂丹，舌红而干无苔，口燥咽干，头昏目花，耳鸣腰痛，肢软无力，骨蒸盗汗，噩梦遗精，手足心热，脉细数无力。

2. 真阳不足

面色㿠白，唇舌色淡，口中淡，喘咳身重，自汗头眩，不思饮食，肢冷便溏，或五更泄泻，阳痿精冷，两足痿弱，脉大无力。

真阴不足和真阳不足的病理机制可参阅肾病证候中的有关部分。

治疗当补其不足为原则。真阴不足者可大补真阴，不能戕伐阳气；真阳不足者只能大补元阳，不可伤害阴血。这就是历代医家所谓："补不足而不可诛伐无过"的意思。

三、亡阴与亡阳

亡阴和亡阳是疾病发展过程中出现的危险证候，倘辨证错谬或延误抢救时机，就可能立刻招致死亡。当此之际，务求辨证的准确无误，当机立断，进行有效的抢救方可转危为安。一般多出现于高烧，大汗，大吐，大泻，失血过多的情况下。

1. 亡阴

肌肤热，手足温，畏热气粗，渴喜冷饮，汗热味咸不黏手，舌红无津，脉洪大无力。

汗和血或胃中之津，肠中之液俱属人体阴液范畴。凡大热、大汗、大吐、大泻、大出血都能直接伤耗阴液。为什么会出现肌肤热，手足温呢？因为原先容于机体之热依然存在的缘故。渴而喜冷饮者，欲借冷饮直折其热。汗咸为耗伤真阴的特征，以区别于其他汗。脉洪大为热邪所致，阴分既伤，故重按无力。舌红为热，舌干燥无津者为津液被伤不能上承于舌。以上是因大热、大汗造成的亡阴。至于大吐、大泻、大出血造成的亡阴，则未必有肌肤热，手足温的见证，脉象当为芤。

2. 亡阳

恶寒肢冷，手足冷凉，冷汗出，味淡微黏手，气微弱，口不渴而喜热饮，脉数而空，或细微欲绝，舌白润。

阳气亡失，寒生于内，阳气不能充分敷布四肢，温煦肌肤，故手足冷而身恶寒，汗液冷而不温。口不渴者为内无邪热。不渴而喜热饮者欲借温汤之热力以助衰惫的阳气。脉数为欲绝前的反常现象，空为脉无根，俱为败坏的恶兆。既已亡阳，阳不能附于阴而运行脉中，因而脉呈现微细欲绝之象。舌白润者为阳虚不能化津所致。

总之，亡阴者因阴虚而阳显得相对亢盛，故有热象，实际为阴虚而阳不旺，因此，治疗用药不可用寒凉攻伐阳气，只宜壮水以配阳。亡阳者根本在于阳虚，而阴相对的偏盛，故表现为寒象。治疗只宜壮火不可诛伐无过之阴。又因为阴阳互根，凡阴液耗伤者，阳气无所依附而散越，故亡阴者阳气也随之消散，亡阳者阴液亦必受到损伤。由阴损及阳或由阳损及阴，仅是先后主次的不同。治疗上是宜补不宜泻为共同的原则。

四、阴厥和阳厥

厥为四肢冷而不温。因内脏虚寒，阳气不能布达四肢而出现厥冷者为阴厥。若因内热壅遏，阳气郁而不伸，四肢反而见冷者为阳厥。其机制可参阅寒热真假辨证的有关部分。

阴厥比较容易认识，因为它有一派寒象，一般不致误诊。阳厥证状比较复杂，"真热"往往被"假寒"所掩盖。必须详细追问病史，细心辨认真假才能得知真情。

总之，中医诊断是要综合全部证候，反复观察，分析，比较，辨别阴阳的偏盛或偏衰，才能确定疾病的属性。阴偏盛者为阴证，阳偏盛者为阳证是正常的现象。至于阳虚阴盛，阴虚阳盛，阴阳俱虚，阳极似阴，阴极似阳等等反常现象为"常中之变"。识"常"才能达"变"，这是医生必须具备的辨证观点。

表　里

表里是鉴别疾病部位浅深、演变顺逆的二纲，在伤寒和温病中占有重要地位。就一般而论，病在表者，病势浅而轻，治疗较易。病在里者，病势深重，治疗较难。同时可以借表里审查病势发展的趋势，判断预后的顺逆吉凶。任何一种疾病都有它独特的发展趋势和规律。由表入里者为由浅入深，由外向里，由轻转重，为逆，表示病情转为严重。由里出表者即由深出浅，由内达外，为疾病向痊之证，为顺，为预后佳良的征兆。还有一种半表半里证（见《辨证》章有关部分）。在审查表里时要紧密与寒热、虚实四纲结合起来。这是前人通过长期实践总结出来的宝贵经验。倘若不明白表里，就无法测知病势的浅深，传变的顺逆，必然要影响到治疗效果，甚至可能发生误治而造成"坏病"。

一、表　证

表证即指外感诸证，发生在人体浅表部位。

表证的共同症状是：发热恶寒或恶风，头身俱痛，有汗或无汗，鼻塞流涕，脉浮，苔薄白。

外邪侵犯肌表，肺合皮毛，开窍于鼻。外邪犯肺，肺气不得宣畅，故有头痛、鼻塞和流涕现象。正邪相争于表，卫气被遏则发热恶寒或恶风，身痛。寒邪束表则无汗；卫气不固则自汗。浮脉主表，苔薄而白，说明邪在表，病势尚轻。

1. 表寒

发热恶寒（发热轻而恶寒重），头痛无汗、项强腰痛、骨节痛，苔薄白、脉浮紧。

寒为阴邪，性主凝闭，阳气被遏，不能卫外，故恶寒甚于发热，头项强而痛。腠理闭塞，汗不得外泄则无汗。寒邪侵犯经络，故见腰及骨节痛。脉浮者为邪在表，紧者为寒，苔薄白亦为邪在浅表。

2. 表热

发热恶寒（发热重恶寒轻），头痛汗出或无汗，口渴，脉浮而数，苔白舌尖红。

邪袭于表，卫气被郁，开合失常，故见发热恶寒。热邪属阳故发热甚于恶寒。热邪上于头则头痛，正邪相争于表，欲借汗驱邪外出，故汗自出。热邪最容易伤阴，故有口渴，但和里热亢盛之大渴引饮者不同。脉浮主邪在表，数为热，苔白为表，舌尖红为热所致。

3. 表虚

恶风、自汗或汗漏不止，脉浮缓，舌质淡。

肺气不足，腠理疏泄不能密固，因此阴液易于外泄为汗，甚至汗漏不止。腠理不密，皮毛不固，稍遇风则感形寒。脉浮主表，缓为虚。舌质淡为正气不足。

4. 表实

发热恶寒、身痛无汗，脉浮而有力或浮紧，苔薄白。

寒邪侵犯肌表，卫阳被遏，故发热恶寒。寒主凝闭，腠理闭塞，故汗不得外泄，故无汗而身作痛。脉浮者为邪在表，有力者为正气不虚，抗病能力强。脉紧者也为寒邪在表。苔薄白为邪未入里，仍属表。

二、里　证

里证为人体内脏腑发生病变后的表现。里证有寒热虚实的不同。有为外邪内传入里者，有脏腑本身发生病变者，均称为里证。

1. 里寒

肢冷畏寒，腹痛便溏，恶心呕吐，不渴，脉沉迟，苔白滑。

里寒阳虚，不能温煦肢体，故畏寒肢冷，此与表寒的恶寒机制不同。里寒的畏寒是只寒不热。中阳既虚，不能运化水谷故有便溏。寒生于内，气滞血凝，气血不得畅通，寒邪攻伐内脏则发生疼痛，此种痛以得温而后减为其特点。寒邪阻滞中焦，胃失其通降之性，故见恶心呕吐。吐物必无酸苦。口不渴者因内无邪热，脉沉主病邪在里，迟者为寒。苔白而滑者为寒湿不化之证验。

2. 里热

发热汗出，口渴引饮，不恶寒反恶热，目赤唇红，小便短赤，甚者神昏谵语，脉沉数，苔黄舌红。

邪热入里，里热蒸发，故见发热。阴液随热外泄或热迫津泄为汗。不恶寒者为内无寒。反之，恶热者为内有郁热。热邪既盛，汗出又多，津液消耗太过，所以口渴。喜冷饮者欲借冷折热。火性上炎故见唇红目赤。倘邪热久羁，深入营血，则心神被扰，所以发生神昏谵语等精神症状。脉沉为邪在里，数为热。舌红苔黄俱为热邪内蕴的结果。

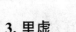

3. 里虚

气弱声低，头昏肢冷，倦怠厌食，泄泻遗精，脉沉弱，舌胖嫩，苔淡白。

肺气不足，不敷正常所需，平时感到气短，故声音低怯，懒于说话。气血既虚，不能上承于脑，故见头昏。阳气虚不能敷布四肢，故见四肢冷。脾胃虚弱，运化失常，故有厌食、泄泻的现象。纳食既少，生化无源，故生倦怠。肾气亏虚，精关不固，故见遗精。脉沉主病在里，弱为气血虚。舌淡而胖嫩为气血不足的必然结果。

4. 里实

便秘，腹胀痛拒按，发热汗出，谵语发狂，脉沉实有力，苔黄厚。

邪热入里，与有形之物相结聚，故生便秘。腹内既存有形之燥屎实邪，轻者胀满，重者作痛，实邪未去，按压反助邪势，因此病人腹痛拒按。邪热内郁故发热。热迫津液外泄则为汗。热邪稽留不去，久则深入营血，扰及神明，蒙闭清窍，轻者谵语，重者发狂难制。脉沉主病邪在里，实而有力者为邪盛正不衰，是正邪激烈争斗的必然结果。

三、半表半里证

半表半里证即病邪不完全在表，又未完全入里，介于表里之间。所以它既有表证的寒热往来、口苦咽干，又有里证的胸胁苦满、心烦喜呕、目眩、苔白边红的表里互见的证候。其病机可参阅《辨证》章中伤寒病分类的少阳证。

辨别表里时应注意表里俱实，表里俱虚，表里俱寒，表里俱热，表热里寒，表寒里热，表实里虚，表虚里实等混杂互现的情形。当表证未罢而见里证时当考虑由表入里，或表里同病。如先有里证后有表证，当审查是由里达表还是新增加的表证。查清楚后才能正确诊断，施以有效治疗。

寒　热

寒热二纲主要是辨别疾病的性质，以决定用药的温凉。凡由寒邪引起或因机体机能衰退所产生的一系列症状叫寒证。由热邪引起或因机体机能亢盛产生的一系症状称之为热证。寒证多虚，热证多实。一般辨别寒热多从口渴与否，二便如何，四肢的温凉，舌苔脉象等方面的变化入手。单纯的寒证或典型的热证是容易辨认的，但寒热的部位有深浅不同，上下有别，危重病人的寒热又有真假之辨，故需详细审查。

一、寒证与热证

1. 寒证

手足冷而不温，恶寒，面色苍白，口不渴而喜热饮，小便清长，大便稀薄而不甚臭，苔白，脉迟。

寒为阴邪，性主凝闭，阴盛阳必衰，阳气不能敷布于四肢，温煦肌肉，故有恶寒，手足冷而不温。中阳虚弱，气血化生无源，气血不能养于面，故面见苍白之色。内无邪热，故口不渴。然病属阳虚故欲

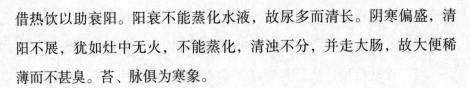

借热饮以助衰阳。阳衰不能蒸化水液，故尿多而清长。阴寒偏盛，清阳不展，犹如灶中无火，不能蒸化，清浊不分，并走大肠，故大便稀薄而不甚臭。苔、脉俱为寒象。

2. 热证

发热恶热，口渴喜冷饮，面赤烦躁，大便黄，黏而臭，便秘或自利灼肛，小便短赤，舌红苔黄，脉数。

热为阳邪，正邪相争，故见发热而恶热。热邪耗伤津液，故口渴。思冷饮欲借冷胜热。阳明经循面上，阳明有热，故见面赤。热扰神明则发为烦躁。热结于肠中，故粪色黄黏而臭。热与粪结则生便秘，热随粪出则灼肛。热邪耗伤津液，尿液为之浓缩，故小便短赤而涩少。苔、脉俱为热邪所为。

二、病所部位

寒热必须有所依附才能表现出它的特性。寒热一般可依属于表、里、上、下、气、血、脏、腑等不同部位。表里已在表里二纲中予以阐述；脏腑则在《辨证》章中提到过。气为五脏六腑所共有，也可在《辨证》诸节中找到，现仅就上、下、血三者分述于下：

1. 寒在上

饮食不化，脘痛吞酸，苔白舌淡，脉虚软。

脾胃虚寒，功能减退，运化无权，故不思饮食以减轻脾胃的负担。强食入胃也无法被充分腐熟，食停胃中久腐作酸，导致胃脘隐隐作痛。舌淡为气血不足，色不荣于舌。气血虚寒则脉虚而软。

2. 寒在下

便溏痛泄，阳痿遗尿或遗精，肢寒足冷，苔白，舌胖有齿痕，脉沉细弱。

肾为胃之关，肾阳不振犹如灶中无火，不能腐熟水谷。关门不固，清浊不分，故有泄泻。肾阳不足，精不秘藏，故见阳痿、遗精或遗尿。阳虚不能温养四肢，故形寒足冷。舌胖有齿痕为阳虚水泛，脉沉主里，细弱俱为虚象。

3. 寒在血

寒入血中则血滞而不行，经络不通则作痛，一般多以痹证的形式表现出来，入于脏腑则有脏腑寒的证候，可在《辨证》章中查阅。

4. 热在上

头痛目赤，咽喉肿痛，牙痛，发热，口渴，苔黄，脉数。

热为阳邪，其性属火，火性上炎，上扰清窍，故见目赤头痛。里热消灼津液，故有口渴。肺胃之热上冲咽喉，则生肿痛。苔、脉俱为热证。

5. 热在下

腰足肿痛，大便秘结，小便混浊黄赤。

湿热下注，壅塞经络，经络不通则作肿作痛。脾、胃、肠中津液被伤则生便秘。热积膀胱，热随尿出，故尿液黄赤浑浊，尿道有灼热的感觉。

6. 热在血

热在血主要表现为热邪迫血妄行的各种出血证和神志病，可参见温病证候分类热入营血的有关部分。

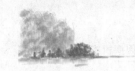

三、寒热的真假

当疾病发展到十分严重的阶段，往往出现许多奇怪的反常现象，也就是纷纭复杂的假的现象掩盖了真实的本质，这就是平常说的物极必反。在这极为重要的关键时刻，医生绝不能被假象所迷惑，而应该排除那些混乱复杂的假象，找出真实的本质来，对症下药。为了初学者易于掌握，现将假寒真热和假热真寒分别叙述如下：

1. 假寒真热

假寒　手足厥冷，自汗呃逆，身卧如塑，六脉细微。

真热　气喷如火，咽干口臭，舌生芒刺，渴欲冷饮，谵语太息，喜凉恶热，心烦胀满，按之痛甚，小便黄赤短少，大便秽臭异常。

乍看前者似乎是一派寒象，细审后者却发现典型的热象。粗枝大叶者当然只见寒象，而被假寒所欺骗，用四诊仔细检查便真相大白，疾病的本质也就暴露出来了。

四诊检查所见分述于下：

望　面色晦滞，但目光炯炯有神，唇红焦裂，神志昏昏，但形强有力，扬手掷足，舌苔虽白厚但干燥，或黄燥起刺，或黑而干燥，舌质红。

闻　气热声粗，声音洪亮，口臭喷人，大便臭秽异常。

问　口渴引饮喜冷，身寒而不欲近衣，小便红赤，大便燥结，粪出灼肛。

切　脉有明显的滑数之象，或脉虽沉但按之有力，胸腹灼热，按之蒸手。

2. 假热真寒

假热　身热面红，口渴喜冷，手足躁扰，言语谵妄，脉来洪大。

真寒　身虽热而欲得衣被，口虽喜冷但不欲下咽。手足躁扰而神志清醒，言语虽谵妄但声音低怯，脉虽洪大但重按无力。

四诊检查所见分述于下：

望　两颧色红如妆，嫩红带白，唇色淡白，有时烦躁，但精神萎靡，形态倦怠，舌淡而滑，舌虽干而质淡，苔虽黑而滑润。

闻　气冷息微，言语无力，大便无热臭气。

问　口虽渴，索水至前却不欲饮，或渴喜热饮，身热反欲得衣被，小便清白，咽喉虽痛而不肿。

切　脉虽数但重按无力，或细微欲绝，胸腹初按似热，久按则不热也不灼手。

总之，寒热二纲是为决定疾病性质而设。进一步则需辨别寒热所在部位，满虚属实，以便用药直达病所，或因势利导，使温凉轻重恰如其分。更要鉴别寒热的真假，排除假象，抓住实质，施以正确治疗。

虚　实

虚指正气虚。正气不足者为虚证。实指邪气实。邪气有余者为实证。此处所说的虚实就是邪正盛衰的关系。人的体质有强弱之分，邪气有盛衰之别，用药有补泻之异。辨别虚实的目的除了解疾病演变过程的邪正盛衰消长情况之外，还直接关系到治疗应用什么方法，用攻法还是用补法。"虚者补之"即是扶正祛邪；"实者泻之"即祛邪安正。

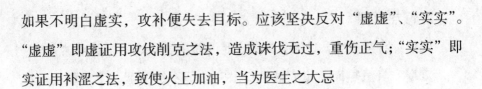

如果不明白虚实，攻补便失去目标。应该坚决反对"虚虚"、"实实"。"虚虚"即虚证用攻伐削克之法，造成诛伐无过，重伤正气；"实实"即实证用补涩之法，致使火上加油，当为医生之大忌

一、虚证和实证

1. 虚证

凡生理机能衰退，体虚久病者虚证较多。如形体消瘦，声低气短，食饮减退，精神萎靡，视物模糊，听觉减退，舌净无苔，舌体胖嫩，脉细弱无力。

正气不足，气血亏虚有因先天禀赋薄弱不足者，有因病后失于调理，或久病迁延失治，正气耗伤而致虚者，先天不足者责之于肾；后天不足者多责之于脾。若详细区分则在《辨证》章中脏腑分类中已经述及。

2. 实证

凡邪气亢盛，体质强壮，生理机能旺盛，抵抗力强，邪气激烈相争者实证居多，如大便秘结，小便不利，气粗声高，恶寒发热无汗，腹痛拒按，精神兴奋，苔厚质腻，脉实有力。

形体强盛，一般病邪不能造成危害，只有病邪特强时侵犯机体，正气起而抵御，两强相遇，自有一番激烈争斗，故有一派邪气有余的实证表现。

二、阴阳气血之虚实

虚实表示正邪消长。病势进退盛衰的不同情况，既可以从整个人体观察，也可以从五脏六腑的变化加以区分。因于《辨证》章中就五脏六腑的虚实已经阐述，此处仅就全身情况如阴，阳，气，血的虚实加以叙述。

1. 阴虚

颧红唇赤，口干咽燥，五心烦热，骨蒸盗汗，乱梦遗精，咳嗽痰红，舌红少苔，脉细数。

阴虚不能济阳，虚火妄动，故有颧红唇赤。阴液亏虚，不敷所需，津液不能上承，故有口干咽燥。津液本已亏虚，又为虚火所劫，虚火逼阴外泄为汗，故见五心烦热，骨蒸盗汗；虚火妄动，扰乱精宫，精关不固，故有乱梦遗精。肺阴亏耗，故咳嗽痰少。肺络致伤则见痰红。津液不能上承于舌则舌红而干。脉细为阴血虚，数为热，故细数为虚热。

2. 阳虚

面色晦暗，舌淡唇白，声音低怯，神疲萎弱，肢冷便溏，饮食不化，二便频数，阳痿早泄，肢冷不温或腰以下冷，脐以下不仁。舌淡白无华，脉弱无力。

脾虚不能化生精微，食少则气血生化无源，故见面色晦暗，舌淡唇白，神疲萎弱，面色无华。肺气不足则声音低怯，懒于言语。阳气不足不能温养四肢，故肢冷。便溏为脾肾虚弱的必然结果。肾阳虚则水液无法气化，故小便清长而频数。肾阳衰微，不能鼓动阳事，或一

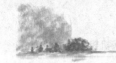

触即泄。腰以下冷为阳虚不能温煦。脐下不仁为血少难以养润所致。

3. 气虚

面色萎白，目无精采，倦怠无力，食不知味，懒言少动，动则气喘，或头昏自汗，大便溏泄，脱肛或子宫下垂，苔淡白，脉微。

气虚和阳虚有共同之处，可参阅《辨证》章中肺脾二脏中虚、寒二项的有关部分。

4. 血虚

面色无华，唇爪苍白，毛发黄脆，肌肤枯涩，或筋脉挛急，头昏目眩，心悸怔忡，急躁多怒，心烦失眠，肠燥便艰，舌微红而干，脉细。

血虚与阴虚的证候，机制有共同之处，唯增心、肝二脏证候。心血不足，不能养心，故心不安宁而心悸怔忡。心火独盛则心烦不眠。肝血不足，虚阳上亢，上扰清窍，引动心火，故急躁易怒，头昏目眩。发为血之余，筋脉为肝所主，肝为藏血之脏，血不足势必影响到毛发、爪甲、筋脉，使之发生变异。

实证因病邪犯及脏腑部位不同，见证颇异，可参考辨证章中有关记述，此处不另立题目。

三、虚实的真假

关于辨别虚实的真假，张景岳说的最为透彻："虚者宜补，实者宜泻，此易知也。而不知实中复有虚，虚中复有实。故每有至虚之病，反见盛势，大实之病，反见羸状，此不可不辨也。如病起七情，或饥饱劳倦，或酒色所伤，或先天不足，及其既病，则每多身热、便秘、胀满、虚狂、假斑等证，初看似为有余之证，而其病因实为不足，又如外感之邪未除，而伏留经络，食饮之滞不消，而积聚于脏腑，或郁结逆气，有所未散，或顽痰瘀血，有所留藏，久病至赢，外面似乎不足，不知其病本是实证，仍当治其根本，不可为其外证所惑"。这段话的意思很明白，用不着多作解释。虚实的真假与寒热的真假同属一种道理。凡遇到此种情况，必须全面分析，如体质的强弱，疾病的新久，细审其证，详辨其脉就可以去伪存真。一般说，凡脉象真正有力有神者，虽证候表现出虚象，其实多为实证。凡脉无力无神者纵见实象，也多属虚证。这就是"舍证从脉"的意思。虚症见虚脉为脉证相符，随着病情的好转，脉象有所起色为相称。若脉证不相称者就要考虑到脉证的取舍，因此，张景岳说："凡脉证有不相合者，则必有一真一假，隐乎其中矣。"

　　总之，八纲中每一纲都有着自己的特性，可以代表一系列的典型证候。但证之于临床更多的情况是几者并现。如表证中有表寒，表热，表虚，表实。里证中有里寒，里热，里虚，里实。又有表里俱寒，表里俱热，表里俱虚，表里俱实，或表虚里实，表实里虚等错杂互见的情况。一般是虚与寒多同时存在，实与热多同时显现。因此，八纲之间是密切联系的，不应该也不可能截然分开。

第二章 六 淫

风病辨证

辨风病时首先要了解风邪的特点：风邪"善行而数变"，发病迅速，游走不定，变化急骤；"其性轻风飚"，易伤人肌表和高位；"风为百病之长"，容易与其他邪气合并为害。而且风病分内风和外风。外风一般由外界风邪直接客伤人体所致，病变多在人体表浅部位，内风则是某些疾病过程中出现的"风"病，如"肝风内动"，"血虚生风"，"热极生风"，多与心、肝、肾和痰有密切关系，其实和外界之风没有什么关系，只是由于发病急骤，病势危重，宛如狂风暴至，故以风形容。

一、外风辨证

1. 伤风

主症主脉：恶风发热，无汗或有汗，头痛，鼻塞流涕，喉痒，咳嗽声重，痰多泡沫，脉浮。

此证为外感风邪，客犯肌表，营卫失和所致，即平素所谓"伤风"、"感冒"。

2. 风邪袭络

主症主脉：突然口眼㖞斜，目张难合，泪涎横流，咀嚼不利，食滞腮颊，或汤水自溢，或兼有恶风发热，肢体疼痛，苔白，脉浮滑。

正气不足，络脉空虚，腠理失密，风邪乘虚入内，引动痰浊，阻塞经络，经隧不利则发为上证。兼有表证则恶风发热，肢体疼痛，脉浮等表证。

治法：祛风化痰。方用牵正散加味，同时配合针灸治疗。

此证即颜面神经麻痹（面瘫），因其发病急骤，与感受风邪有关；病后对风特别敏感，好像颜面是被一阵狂风吹歪似的。该证没有其他神志证候，不同于风中内脏，故列入外风之中，但应与中枢神经性病变相区别（见内风辨证）。

3. 破伤风

此证虽为外风，属外科范畴，从略。

附：风痹（荨麻疹）

风痹具有瘙痒难忍，走窜不定，忽隐忽现的特点。其中有因风热者（多伴有风热表证）；有因风寒者（多伴有风寒表证）；有因血虚生风

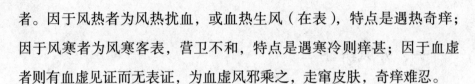

者。因于风热者为风热扰血，或血热生风（在表），特点是遇热奇痒；因于风寒者为风寒客表，营卫不和，特点是遇寒冷则痒甚；因于血虚者则有血虚见证而无表证，为血虚风邪乘之，走窜皮肤，奇痒难忍。

治法： 风热扰血者宜疏风清热解毒。方用银蝉汤，或消风散。风寒营卫不和者宜疏风散寒，调和营卫，方用桂枝汤加味。血虚生风者当养血凉血兼佐祛风。方用生四物汤加疏风药。即"治风先治血"的意思。

二、内风辨证

1. 风中脏腑

主症主脉： 突然昏仆，不省人事，舌强语謇，痰声辘辘，肢体强痉，两手固握，牙关紧闭，半身不遂（闭证），或目合口开，手撒遗尿（脱证），苔白滑腻，脉弦滑而数。

肝阳上亢，引动肝风，气血上逆，痰火壅盛，蒙闭心窍，故突然昏仆，不省人事。肝主筋，血虚不能养筋，肝之刚强性格毕露，故筋脉挛急，肢体强痉，两手固握，牙关紧闭。倘正气衰弱，阴阳离决则目合口开，手撒遗尿。风引痰升，心开窍于舌，痰浊阻滞经络，故舌强语謇，语言不利。痰浊阻于气道，被气冲击，故辘辘有声。苔滑腻为痰浊内盛，脉弦为肝脉自旺，滑为痰，数为肝热心火鼓动所致。

治法： 闭证先投至宝丹辛凉开窍，然后平肝潜阳，熄风豁痰。方用羚羊钩藤汤化裁。脱证则急需固脱，益气回阳，方用参附汤依证加减。

2. 血虚生风

主症主脉：唇甲淡白，头晕目眩，肢体震颤或头摇不定，心悸少寐，甚则口眼㖞斜，舌强语謇，半身不遂，舌淡，脉细弱。

阴血不足，不能荣养脏腑，上承于面，故唇甲颜色淡白无华。血不养心，心无所主，神不归舍，故心悸少寐。血虚不能濡养清窍，故头晕目眩。肝血不足，筋失所养，故肢体发生震颤，头摇摆不能自制。风喜扰上，风阳夹痰走窜经络，阻塞隧道，故口眼歪斜，半身不遂，舌强语謇。血不能荣舌则舌淡；血虚不能充盈脉道则见细弱之象。

治法：滋阴养血。方用四物汤加味。风阳亢盛者平肝潜阳、化痰通络。方用天麻钩藤饮加减。

此证多见于贫血或大失血之后，或大汗、大吐、大下伤及阴血者，是风从内生。辨证时应在"肝血不足"四个字上下工夫。治疗以补血为主要法则，"治风先治血"此之谓也。风阳夹痰者（高血压）则宜分别缓急，标本兼顾，在治肝的同时，予以化痰通络。风为四大难症（风、痨、臌、膈）之一，病情变化多端，虚实夹杂，颇为棘手，辨证时需格外细致，治疗时要非常谨慎，庶可挽救危亡于万一。稍有鲁莽，立招殃变。

3. 热极生风

热极生风者有一派邪热盛极之象，可见温病辨证，气营两燔和邪入心包的证治。

外风和内风还可以分出一些类型，不一一列举。在辨别风病（四肢抽搐震颤，肢体不遂，口眼㖞斜，舌强语謇）时，一定要分别清楚是内风还是外风，风邪侵犯什么部位，以及虚实性质，可以结

合后几章有关内容学习。治疗原则：外风宜散，内风宜熄，佐以祛风化痰。

三、风病兼病辨证

"风为百病之长"，容易与其他致病因素合并为害，辨证时不但要注意风邪的固有特点，还要结合他邪的特性，以及邪侵部位，把疾病的性质和发病部位密切联系起来，就能得出比较完整的概念了。

1. 外感风寒

主症主脉：头项强痛，发热恶寒、无汗、体痛而喘、脉浮紧。

寒为阴邪，最能伤人阳气，阳气被伤必然有恶寒怕冷的感觉，是寒邪束表，卫气不得外达的缘故。加之寒主凝闭，性主收引，所以寒邪束于肌表时就引起经脉收引，腠理闭塞，因之出现头项强痛，体疼无汗。寒邪被郁无出路，犯肺则致肺气不宣而作喘；邪犯肌表则脉浮；寒邪郁闭卫阳则脉见紧。治疗方如麻黄汤。兼症则兼顾之。至于小青龙汤、大青龙汤、葛根汤诸证，都是为伤寒的变证而设。

2. 外感风热

主症主脉：发热，微恶风寒，无汗或有汗不畅，头痛口渴，咳嗽咽痛，脉浮数。

风热犯表，热郁肌腠，卫表失和，故发热，微恶风寒，汗出不畅；风热上扰，则见头痛；风热之邪侵犯肺道，则咳嗽咽痛、口渴；风热之邪犯肺卫则脉浮数。治疗方如银翘散、桑菊饮等。

3. 风温

是温病学中以风邪命名的疾病，春季阳气升发，温暖多风，最易形成风热病邪，若此时起居不慎、寒暖失调，使外邪侵入则发为风温。风温在发展过程中有顺传和逆传两种情况。顺传指肺卫之邪不解，内传气分。逆传指肺卫邪热，逆传心包。具体可分出许多类型以下几型：

（1）邪袭肺卫型风温　症见发热微恶寒，咳嗽，舌尖红，苔薄白，脉浮数，治宜辛凉解表，方用银翘散或桑菊饮等。

（2）热在胸膈型风温　症见身热心烦，口渴尿黄，或便秘或胸脘痞满，苔黄，脉浮滑数，治宜清热凉膈，化痰开结，方用栀子豉汤、凉膈散或小陷胸汤等。

（3）邪热在肺型风温　症见身热烦渴，咳喘胸闷，苔黄脉数。治宜清热宣肺，方用麻杏石甘汤加味等。

（4）热在阳明型风温　症见壮热心烦，口渴，汗大出，苔黄燥，脉洪大，治宜清热生津，方用白虎汤等。

（5）逆传心包型风温　症见身热神昏，舌謇肢厥，脉细数。治宜清心开窍，方用清宫汤等。

（6）内闭外脱型风温　症见身热昏愦，汗出气短，倦卧肢冷，脉细微。治宜清心开窍，固脱救逆，方用安宫牛黄丸合生脉散等。

4. 风湿

风湿是风邪与湿邪合并为害的疾病，既有风邪特点又有湿病的见证，其中又分为在表、在皮肤和在里三种类型。

（1）风湿在皮肤　多以疥癣、湿疹的形式出现，具有搔痒和水样渗出物为特点，属于外科范畴，从略。

（2）风湿在表

主症主脉：头痛而重（首如裹），全身骨节酸痛，走窜不定，微肿，

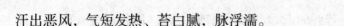

汗出恶风，气短发热、苔白腻，脉浮濡。

风性轻扬，最喜扰上，湿性重浊黏滞，最能伤下。风夹湿上行，扰于头则头痛沉重如被布缠紧缚（此为夹湿的特点）。风湿侵犯人体肌表经络，经气不得畅通，故全身关节疼痛。风性善行，故痛能走窜不定。湿胜则微肿。腠理不固则自汗，腠理郁闭则恶风发热而无汗。苔脉俱为风湿合邪的特征。

治法：祛风除湿。方用羌活胜湿汤，冀其发汗则风湿俱去。

（3）风湿在里

主症主脉：腹痛，肠鸣，泄泻清水，苔白腻，脉濡细。

脾喜燥恶湿，风湿入里则中阳受困，运化受阻，腹痛，肠鸣；脾为风湿所困，不能运化水湿，故泄泻清水。苔脉俱为风湿合邪在里的特征。方如平胃散加减等。

5. 风水

主症主脉：面目浮肿，继而四肢全身皆肿，来势迅速，肢节疼痛，小便不利，恶寒发热，或见咳喘，苔薄白，脉浮紧。

水气内停，风邪外袭，风水相搏，风性扰上，故水肿起自头目。风性善行，故迅速扩展至全身。风水壅遏经隧，故肢节疼痛。膀胱气化失常则小便不利。风邪在表，营卫失调，故发热恶风。风水犯肺，气失宣降，故咳嗽气喘。苔脉俱为表邪所为。

治法：祛风行水。方用越婢汤加减，所谓"开鬼门"，借发汗而消肿。

急性肾小球肾炎初起多为此证。辨证应抓住水肿起自头目，迅速发展到全身的风水相搏的特点。其他水肿则无此迅速。

6. 风寒湿痹

《素问》："风寒湿三气杂至，合而为痹"。此证为风、寒、湿三种邪气侵犯人体，流注经络，致使气血不行，经络不通而产生疼痛。轻者仅有肢体关节疼痛苦楚，天气变化时加剧。重者疼痛剧烈，关节肿大，反复发作，甚则影响关节的运动功能，造成残废。风寒湿三种邪气同病之中有所偏胜，表现的形式也就有所区别。但三者是无法也不可能截然分别开来的。辨证时要有所侧重，治疗时照顾虚实就可以了。现按行痹、痛痹、着痹的分类法，叙述于下。

（1）行痹

主症主脉：肢体关节疼痛，游走不定，以腕、肘、膝、踝为多发部位，关节屈伸不利，或兼有表证，苔白，脉浮。

风寒湿邪留滞经络，气血运行不畅，"不通则痛"。筋脉失却濡养，故屈伸不利。风性善行，故游走不定。风邪束表，正邪相争则见恶寒发热等表证。苔脉为风胜的表现。

治法：祛风渗湿，散寒通络。方用防风汤加减。

此证多为风湿初起的表现，以游走性疼痛为特点，是辨证时应该抓的重点部分。

（2）痛痹

主症主脉：肢体关节痛有定处，痛势剧烈，犹如针刺，得热痛减，遇寒加重，关节屈伸不利，苔白，脉弦紧。

寒为阴邪，性主凝闭。气血凝涩，经脉不畅，故痛有定处，痛势剧烈。热能胜寒，寒减则经脉稍通，故痛减。遇寒则内外二寒合邪，寒气益盛，故疼痛加剧。寒性收引，故关节屈伸不利。寒为阴邪，故痛处不红不热。脉紧为寒，弦为痛，苔白也属寒。

治法：温经散寒，祛风除湿。方用乌头汤之类化裁。

辨证以疼痛剧烈而固定，得温痛减，遇寒加重为重点。病人自觉痛处经常冷而不温，即使夏天也惧风畏寒，故多着护膝或衣物固护。

（3）着痹

主症主脉：肢体关节疼痛重着，肌肤麻木不仁，手足笨重，活动不便，苔白腻，脉濡缓。

湿为阴邪，其性重浊黏滞，阻滞气血，气血流行受阻，故肢体关节疼痛虽不甚，而感到特别沉重瘰胀，活动不便，肌肤麻木不仁。有时见有肿胀。苔脉皆属湿胜的表现。

治法：祛风利湿散寒。方用薏苡仁汤加减。

人体素质有异，风寒湿邪各有偏盛，所以证候也就有所差异。然总不外乎腠理空疏，营卫不固，邪气乘虚而入，正气为邪所阻，不能宣畅，气血滞涩，痹而不通的缘故。所以在治疗时要时刻顾及正气的虚弱，调和气血营卫。在此基础上按照病邪性质立法遣药。笔者习惯用独活寄生汤随症加减化裁，补中寓攻，效果尚佳。然而，痹证缠绵，反复发作，甚为痛苦，对久病入络者宜加入虫药搜剔络道。对关节变形，影响运动功能者，在补虚的基础上除用活血祛瘀、搜剔络道的药物外，还要加入治痰的药物，奏效方佳。

此外，尚有风火相煽，风火牙痛等，此处省略不叙。

总之，在风病辨证时，固然要紧紧掌握住风邪的特点，更不能脱离开脏腑辨证的基础。辨外风要着重与寒、热、湿、痰合邪以及所侵部位；辨内风则要时刻与肝和血联系起来，所谓"诸风掉眩，皆属于肝"。心中了然，运用才能自如。

寒病辨证

寒为阴邪，最易伤人阳气。性主凝闭，收引、疼痛。寒有内寒和外寒的区别。外寒多因感受外邪或过食生冷，既可伤人体表，也可深入脏腑。内寒则是由于人体阳气虚弱，失却温煦之性造成的，所谓"阳虚则寒"。外寒和内寒是可以互为因果的，如素体阳虚者易被寒邪中伤，外寒入内也能伤人阳气而形成内寒。

外寒多与风、湿合邪，轻者伤人体表、经络；重者可深入脏腑，伤损阳气，阻滞气血。单纯的外寒则为伤寒（狭义）。有一种是伤寒中的重型即所谓"中寒"，是由于寒邪太盛，直接中伤脏腑，或素体阳虚复被寒邪中伤，阳气被寒所郁闭，症见突然战栗，面青吐泻、腹痛，肢身冰冷，手足挛痛、蜷卧不动，昏迷僵直，舌白滑，脉沉细迟或脉伏沉微欲绝。

治法：逐寒回阳。方选四逆汤之类加减。

内寒是阳气衰弱，不能胜阴，寒从内生，多为脏腑本身的阳气衰微所致，症见面色苍白、畏寒喜暖，手足冰冷，腹泻，脉沉细迟，苔白。

从上列证候可以看出，属于全身寒象有：形寒，怕冷、四肢不温，面色苍白，喜暖畏寒，痰涕清稀，尿清而长，便溏如水或完谷不化。局部寒象则为受寒部位出现冷痛。内寒多与虚同现。由于邪犯部位不同，见证随之而异，可以结合脏腑辨证，凡属寒或虚寒者，其病理机制是相同的，因此，不另分型叙述。只要掌握了寒邪的特性，结合寒侵部位、轻重、表里、脏腑就可以辨证论治。另外，寒有化热的可能，

寒郁久化热后则性质已变，即按热处理。

暑病辨证

暑病是季节时令病，以夏至为划分时间界限，即"先夏至日者为病温，后夏至日者为病暑"。暑为阳邪，属火热之类，易伤人阴津，故以壮热、烦渴、多汗，发病迅速，传变快为特点。又因暑季多雨潮湿，或因暑邪下逼，地湿上蒸易与暑气合邪，所以，暑病多夹湿。

一、伤 暑

主症主脉：壮热烦渴，头痛恶热，汗出烦躁，面赤气粗，或吐利交作，四肢无力，小便短赤，苔白腻或黄腻，脉浮数或芤。

暑为火热之邪，燔灼阳明，所以病初即见壮热、烦渴、恶热。暑热上蒸则头痛面赤。暑热内蒸，逼津外泄，故烦渴多汗，呼吸气粗，恶热。暑邪夹湿秽，扰动胃肠，故呕吐泄泻。暑热伤津，汗出过多，故小便短赤涩少。热盛汗多，伤及气津，故脉芤而浮数。暑热夹湿则苔白腻，暑热重则苔变黄腻。

治法：清热益气生津。方用人参白虎汤加减。

二、中 暑

主症主脉：猝然昏倒，神志不清，身热肢厥，烦渴气粗如喘，出冷汗或无汗，脉洪大或滑数。

本证多发于盛暑之际，或在烈日下劳作，冒暑远行之人极易发生。暑热之邪闭塞清窍，故猝然昏倒，不省人事。暑热蒸逼于里，不得外泄，故身热烦躁，呼吸气粗如喘状。暑热郁闭气机，伏而不伸，故四肢反见厥冷，此为"热深厥深"的热厥。此证即日射病。

治法： 清心开窍。方用安宫牛黄丸，或紫雪丹，并配合针刺。苏醒后予以清气祛暑之剂。

三、暑 温

暑温即暑天的温病，发病与感受暑邪有关，具体可以分出许多类型，辨证时需结合暑病特点，治疗用药注意到清暑益气渗湿就行了。张凤逵对治暑温的原则是："暑病首用辛凉，继用甘寒，终用甘酸，不必用下"。乃是临床遵循之法。无论如何，治暑不可止汗，以免邪无出路，留郁于内，变生他病。

四、暑病兼病辨证

1. 暑湿困阻中焦

主症主脉： 壮热烦渴，汗多尿少，脘痞身重，脉洪大。

暑湿合邪，侵袭足阳明胃经，暑热炽盛，故身见壮热。暑热伤及气津，汗多夺阴，故烦躁口渴。暑热内蒸，逼津外泄，故多汗。热能伤阴，汗又伤阴，阴分大伤，故尿短赤涩少。湿邪困阻于脾，运化失健，故脘腹痞满。湿邪黏滞重浊，不易速去，留滞体内，客于肌肤，

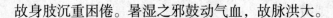

故身肢沉重困倦。暑湿之邪鼓动气血，故脉洪大。

治法：清热燥湿。方用白虎加术汤。

此为热重湿轻，暑必夹湿的轻证。

2. 暑湿弥漫三焦

主症主脉：身热、面赤、耳聋、胸闷、脘痞、便溏、尿短、咳嗽痰红，舌红、苔黄滑、脉洪数。

暑湿内阻，热蒸湿腾，邪热颇壮，故身热、面赤。暑热之气，上壅清窍，故耳聋。暑湿之邪，侵扰于肺，气失肃降，故胸闷咳嗽。暑湿伤络则痰中带血。暑湿郁阻中焦，气机不畅，故脘腹痞满。暑湿入肠，清浊不分，故大便稀如水。暑湿入于膀胱，气化不利，故小便短赤涩少。舌红为暑之证，黄滑为湿夹热。脉洪数皆为暑热所为。

治法：清热利湿。方用三仁汤，清宣上中下三焦的暑湿。

此证所指的下焦当为大小肠和膀胱，并非肝肾。

3. 暑兼寒湿

主症主脉：头痛身热，恶寒无汗，身形拘急，脘闷心烦，舌苔薄腻，脉浮濡。

夏日畏暑，贪凉饮冷，致使暑邪被寒湿阻遏、寒束肌表，营卫不和，经气不伸，故头痛而身热，恶寒无汗。湿阻气机则脘腹闷胀。暑湿内阻则心烦。苔脉为暑夹湿的见证。

治法：解表散寒，化湿清暑。方用新加香薷饮。

此外尚有暑邪伤及心、肝、肾、营血、气津等不同类型。可参阅温病辨证有关部分内容。

湿病辨证

湿为空气中湿度过大或经常接触水湿，或湿从内生，久而久之可因湿而致病。湿为阴邪，重浊黏滞，伤人阳气，阻遏气机，不易速去，病程较长，易侵犯人体下部，并且往往影响到脾胃的功能为特点。湿邪留滞体内可以变生水肿或痰饮。湿得温易化，得阳宜宣，所以治湿病多兼用辛温或芳香之类的药物。湿邪的成因有内、外之别，临床上也多分为外湿和内湿两大类。

一、外湿辨证

外湿多因阴雨连绵，或久处雾露潮湿的环境，或水上作业，淋雨涉水都可以成为湿病发生的条件。外湿多由体表肌肤侵入，浅则伤人体表筋脉，流注关节；重则深入脏腑。人体素质和脏腑功能有异，因此，湿邪不但可以直接与风、寒、热合邪为害，而且也可以化寒或化热。如素体阳虚者易于寒化。阳气有余者可以热化，用药不当也可促使湿邪的转化。

主症主脉：恶寒头痛，身热不扬，汗出不解，首重如裹、胸闷，口不渴，或身体疼痛难以转侧，关节疼痛、屈伸不利，痛有定处，头汗出，皮肤潮润，脉濡缓，苔白腻。

外湿郁滞肌表，清阳被遏，故头痛沉重如裹，以重胀为主，痛则次之。这就是《内经》说的："因于湿、首如裹"的意思。湿邪郁表，卫气不宣，热为湿遏，不能充分外达，故恶寒而身热不扬（病人自觉身热，按其肌肤则不显著）。汗虽泄出而湿邪未去，仍与热胶结，故汗出而热邪不解去。湿阻于里，气机不畅，故胸脘痞闷，不思饮食，苔白腻。体内有湿邪留滞，故口不渴，或渴不喜饮，或渴喜热饮，欲借外热之力化湿邪。湿性沉重，客于肌表则身体困重无力。此时湿邪重而未化热，故见一派湿阻气机之象。湿邪侵入经脉则以"着痹"的形式表现出来。湿邪压抑脉道，故脉见濡缓。

治法：宣化渗湿。方选藿朴夏苓汤。治表湿郁阻气机。"着痹"的治法见前有关章节。

二、内湿辨证

内湿的成因多为饮食不节，恣食生冷；或过食肥甘厚味；或饮酒过度，嗜茶成癖，或因其他原因损伤脾胃，致使健运失常，不能运化水湿，故湿从内生，由于湿邪所犯部位不同，见证亦异。

1. 湿阻上焦

主症主脉：头胀头重，胸膈痞闷，小便涩少，苔白腻，脉濡。

湿性重浊黏滞，阻碍气机，清阳不升，故头重胀痛。湿阻于内，阻遏清阳，上下不通，故胸膈痞闷胀痛。湿邪留滞，水湿不运，气化受阻，故小便涩少。

治法：芳香化湿。方用藿香正气散或三仁汤之类加减。

2. 湿阻中焦

主症主脉：脘腹胀满，饮食不化，恶心呕吐，口黏时有甜味，便溏下利，四肢沉重，小便涩少，苔白腻而厚，脉濡。

湿阻中焦，气机被遏，升降失常，故脘腹胀满，饮食不化，或恶心呕吐。湿性黏滞，湿邪胶着不化，影响脾运化水湿的功能，故口中黏腻时有甜味。湿滞脾胃，运化失职，下走大肠则便溏下利。水湿留滞肌肤则四肢沉重，困倦乏力。脾为湿困，浊气不能运化，则苔白腻而厚。湿胜则脉濡。

治法：苦温化湿，常用连朴饮加减。

3. 湿注下焦

主症主脉：足肿，小便淋浊，大便反快，或作痢疾，妇女则为带下。苔白腻、脉濡。

湿性重浊趋下，水湿浸渍，故足肿。膀胱气化不利，故小便不利或变生淋浊，带下。

治法：淡渗利湿。方选茯苓皮汤。

内湿的成因是多方面的，但总离不开脾不能运化水湿这个基本条件。所以辨证时的重点应在脾。治法纵有化湿、燥湿、利湿的不同，而健脾运湿则为共同的基础。内湿之病，虽然分上、中、下，临床见证却难截然分开，仅是侧重点不同而已。一般都有小便不利，脉濡，苔腻的见证。所以，时刻都要注意调理脾胃的运化功能。

三、湿病兼病辨证

1. 风湿

见风病辨证。

2. 寒湿

见寒病辨证。

3. 湿热

由于湿热所依附的脏腑部位不同，见证各异，可参阅后面有关章节。

4. 湿温

湿温是温病学中包括多种类型的疾病。只要注意到湿为阴邪，发病缓慢，病势缠绵，易发白㾦，病程较长，不易速愈等特点，治疗时也比其他温病困难的特性。湿为阴邪，温为阳邪，二邪合病，颇为棘手。治湿宜温化，而温化会助长温热之势，治热宜用阴柔或清热，清则易使湿邪冰伏不解，所以治湿温多用宣化淡渗之法，因势利导，故难速效。其他辨证施治则与风温相同。

5. 暑湿

暑湿即暑病中兼寒湿之证。从略。

燥病辨证

燥即干燥的意思。作为致病因素讲：一是指空气中湿度减低而中伤人体；二是指体内精血津液枯少而导致的各种疾病。前者为外燥，后者为内燥。不论什么原因形成的燥邪用事，却是以伤耗阴津精血为恶果的。温病学为秋燥立有专章。在治疗上"育阴法"得到了充分的发展运用。从此，对燥邪的认识达到了新的境界。

一、外燥辨证

久晴无雨，秋阳暴烈，禀炎夏之余威，由表而入，加诸于人，首先伤及肺卫则为外燥之病。

主症主脉： 发热，微恶风寒，头痛汗少或无汗，咳嗽痰少，咽干鼻燥、口渴，舌红、苔白，脉浮数。

燥邪袭伤肺卫，卫气被遏，故身见发热。燥邪属阳，故发热重而反有轻微恶风之意。燥热之邪，干扰清空则头痛。燥邪最能伤津耗液，故身虽有热而汗少或无汗。燥热袭肺，津液被灼，肺失其润（肺喜润恶燥），故咳嗽重而痰少，或痰黏稠不易咯出。甚则剧咳胸痛。燥邪劫伤津液，故口渴，唇焦裂，咽鼻干燥如焚。即《素问》说的："燥甚则干"的意思。燥热伤损阴血则舌红，兼有表邪所以苔白而脉浮数。

治法： 清肺润燥。常用桑杏汤加减。

一般对外燥病的分类，多用温燥、凉燥概括。因考虑到凉燥实为秋末之伤寒（狭义），皆因病发生在秋末，又见咽干唇燥的干象，所以冠以燥名，多用苦辛温的杏苏散治之，似嫌欠妥，列入燥邪颇为勉强，因而将凉燥略去。

辨外燥病应该抓住一个"干"字，如口、鼻、咽、唇干燥，咳嗽痰少，黏稠不易咳嗽出和皮肤干燥的见证。治疗则抓一个"润"字，即《素问》："燥者润之"的意思，就可以对燥病进行论治了。

二、内燥辨证

内燥多因热病伤阴，或汗、吐、下太过伤阴化燥，或久病精血内夺，或营养障碍，或瘀血内阻以致津血缺乏，不能滋润内脏所引起的一系列疾病。一般多在原证的基础上兼见皮肤干燥而粗糙，指甲、毛发干枯不荣，容易折断，大便秘结，肌肉消瘦，舌燥无津，脉细涩等

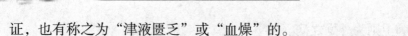

证，也有称之为"津液匮乏"或"血燥"的。

由于燥邪伤及的脏腑部位不同，在见证上便有很大的差别。外燥偏于肺卫，内燥则遍及全身。凡伤津耗液，精血不足者皆与燥有关，治当滋阴润燥。

辨内燥病时应划分三焦。燥在上焦则干咳，治宜润肺。燥在中焦则渴，当养胃。燥在下焦则大便干结，宜润肠或滋养肝肾阴血。

火病辨证

火为六淫之一，其性炎上，最为利害。消灼津液，迫血妄行是其特点。在临床上除烫、火伤灼伤局部外，很少是由外界之火直接造成的。多数是因脏腑功能失调，情志郁结化生而成的。当然也可以由风、寒、暑、湿、燥五气入里化热而转成火的。火和热属同类，仅有程度上的差别，热之极即为火，火之渐则是热。所以有"火为热之体，热为火之用"的说法。于是，有时用"火"字概括"热"，有时又用"热"代表"火"，火热互称。但火和热又不完全相同：火多由于内生，热可来自于外。火邪与其他病邪的分类方法不同，不是用内外，表里区别，而是分为虚和实两大类（热可用内外、虚实分类）。

一、实火辨证

实火乃是邪盛有余之火，有明显的火邪亢盛的症状，起病急骤，病程虽短，而危害颇大。由于机体正气尚盛，初期伤阴之象多不显著。

火邪之病多见于头部。实火的分类有按三焦划分的。

上焦 面目俱赤，头痛、心烦懊憹、咽喉肿痛，牙痛。

中焦 渴喜冷饮、胸膈烦闷、消谷善饥，发斑。

下焦 小便赤涩，大便干结。

有以五脏区分的：

心火 心烦、掌热、口舌糜烂，或见神志症状。

肝火 头痛如劈、多怒、狂躁不安，胁痛。

脾火 能食、嘈杂，口唇赤肿。

肾火 骨弱、尿赤淋浊、梦遗。

肺火 咯血、咽干、鼻干、鼻衄。

不论是以三焦还是以五脏划分类别，最终还是要落实在以脏腑辨证的基础上，可参考脏腑辨证有关部分。治实火主要用泻法——泻有余，直挫病邪，但需辨清实火成因为何，依附于何脏何腑，只有把病因的来源和邪犯部位密切结合起来，用药才能直达病所。

二、虚火辨证

虚火的产生多由机体正气衰弱，特别是阴虚不能制阳，阴阳失去平衡，虚阴不能颉颃正常的阳，似乎显得阳气"有余"，表现出一派虚性亢奋的火热之象。因此，它的起病缓慢，病程冗长。虚火也是以炎上、伤阴为特点的。由于虚火是产生在阴虚基础之上的，因此，火热之象没有实火严重。往往患者自觉发热，但体温多不高于正常或略有低热。然而为时长久，对身体的危害颇大。虚火主要表现为：两颧潮红，五心烦热或骨蒸潮热，心烦失眠、盗汗、尿短而赤，口干咽燥，舌红少津或光红无苔（镜面舌），脉细数。虚火多发生在心、肝、肺、肾四脏阴虚之际（气虚也有发热者），具体辨证可见脏腑辨证章。

治虚火应结合具体脏腑部位，以补为主。尤以滋阴为主，兼顾虚火，决不可纯用苦寒攻伐火邪而戕害阳气，致使阴阳俱虚，病更危殆。常用的法则是"滋阴降火"或"引火归原"。

实火和虚火的性质截然不同，都是以火的形式表现出来的，对于经验不足的医生说，虚火最能迷惑人，诱人上当。辨证时只要见到是以阴虚为主，热势不甚，起病缓慢，病程较长者多为虚火。实火则必先有火盛的见证而后见阴虚，很快酿成燎原之势，病势急剧为特点。且不可把《伤寒论》中的"戴阳证"，误认为阳明实热。

附：热病辨证

热是火的表现，火是热的基础，二者仅为程度不同而已，热甚即成火。热可来自外邪，或由风、寒、湿、燥转化而成。火多由内生，因此，辨外感多用"热"或"温"；辨内伤则多用"火"，二者异名同类。

主症主脉： 发热恶热，口渴喜冷饮，鼻煽唇焦，面目红赤，烦躁、痰涕黄浊、小便短赤、大便秘结、或有斑疹、出血、谵语发狂、舌红苔黄、脉数。参考前数章有关部分。不详分类。

以上为实热的主症。虚热即为虚火，是在阴虚基础上产生的。省略，不重叙。

附：热　痹

主症主脉：关节疼痛，局部灼热红肿，痛不可近，得冷则舒，关节活动受限，或兼有发热恶风、口渴、烦躁不安、尿黄短、苔黄燥、脉滑数。

此证为感受热邪或风寒湿邪郁久化热而成。

热为阳邪，其性属火，故局部灼热红肿，得冷则舒。热邪瘀阻经脉，气血不得流通，热搏于内，故痛不可近，关节红肿则关节活动受限。热邪炽盛，故发热、口渴、尿黄而短。热扰于内则心中烦躁不安。苔脉俱为热邪所为。

治法：清热疏风利湿。方用四妙散加味。

此证即现代医学中的急性风湿热。

第三章　气血津液

气病辨证

气病的范围很广，与很多疾病的发生、发展有密切关系。在辨证时运用"气"字的范围也很广泛。一般说气应包括正气和邪气两个方面。正气之病多为元气不足的虚弱表现；邪气指邪气亢盛，绝大多数属于实证。现就虚实两个方面加以叙述。

一、气　虚

气虚是指整个机体或某一脏腑的元气虚弱，机能衰弱，抗病能力减退的病理表现。常见于慢性病，年老体弱，或急性病恢复期的患者。

主症主脉： 呼吸气短，语言无力，倦怠乏力，食欲不振，心悸自汗，或脱肛、子宫脱垂、二便失禁等。脉虚无力，舌淡苔少。

从上列各证可以看出，主要表现出肺、脾、肾三脏的正气虚弱，心则次之。五脏功能不同，各有所主，临床见证各异，不再详细分类，可参见脏腑辨证有关部分。

治法：补益元气。一般用四君子汤，或补中益气汤之类。具体病的治法则参阅有关部分。

二、气　滞

气能运行于全身发挥其应有的功能。如果人体某一部分，某一脏腑发生病变时，往往影响到气的运行，表现出气滞的证候。情志不畅，饮食失调，感受外邪，或外伤等均能引起气机不畅，造成气滞。当元气虚弱时也能促使气滞的发生。

主症主脉：气滞多表现为肝和脾胃的气机不畅，其特点是攻胀窜痛，部位多不固定，时轻时重，每于嗳气或矢气后减轻，情志不畅时加重。此证即中医所称之"郁证"，具体病例可参阅脏腑辨证有关部分。

治法：以理气、行气为主。一般可用越鞠丸、五磨饮子之类化裁。详细的治法可见前数章有关部分。

三、气　逆

凡气以下行为顺，反而发生逆上的情况即为气逆。其中有虚证和实证的分别。一般多见于肺、胃、肝、肾的疾病中。

在肺者为痰气互结，肃降失权，表现为咳喘上气，呼多吸少。

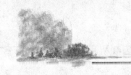

在胃者为胃失和降之性，出现呃逆、嗳气、呕吐或噎膈反胃。

在肝肾则为肝气横逆冲上。患者自觉气自少腹冲胸至咽喉，或有腹痛，寒热往来，即奔豚气。

肾虚不能纳气，气逆上而作虚喘。

具体的辨证论治，可见脏腑辨证有关部分，奔豚气宜平肝降逆，理气和营。方用奔豚汤。

血病辨证

血是人体内流动着的具有营养作用的红色液体物质，是由饮食中的精微物质转化而成的。周流全身。担负着新陈代谢的功能，是人体内极为宝贵的物质。如因失血过多，一时未及补充，或血液生成不良，化源不足，或因瘀血阻滞，新血难生，都能导致血液疾病。虽然五脏都和血有密切关系（心主血、肝藏血、脾统血、肺布血、肾纳血），其中心、肝、脾三脏与血的关系尤其密切。临床上有关血的疾病很多，概括起来不外：血虚、瘀血、血热、出血四个方面，而且四者之间又是互相影响，互为因果的。如出血既可以直接导致血虚，也可以造成瘀血。血虚、瘀血、血热也是造成出血的因素。在辨证时要注意到这些情况。

一、血　虚

主症主脉：面色苍白或萎黄，唇色淡白，头晕目花，心悸失眠，手足麻木，舌淡，脉细无力。

血虚常因出血过多，或脾胃虚弱，化源不足，或瘀血阻滞，新血不生等原因造成。血液虚少，不能上荣于面，故面色苍白或萎黄，唇色淡白。血液虚少，不能濡养清窍则头晕眼花。血虚不能养心故心悸失眠。血虚不能充肌润肤，故见麻木。血虚脉道不能充盈，故脉象细而无力。

治法：补血益气。方用四物汤或人参养荣汤之类。

二、瘀 血

主症主脉：局部疼痛如针刺，定着不移，按摩痛可减，面色晦暗，口唇色紫，或舌见紫色或瘀斑，口渴不欲饮水下咽，脉涩。

血瘀不论系何种原因造成的，皆以血流不畅，瘀滞停着为特征，故局部可扪及肿块并伴有疼痛。血液瘀滞，经脉不通，故痛如针刺，定着不移，轻轻按摩，瘀血松动则痛减。血既瘀阻，流行不畅，故面色晦暗，口唇舌色青紫。瘀血阻滞津液不能上承，故口虽渴而不欲饮水下咽。瘀血阻滞脉道，经脉不利，故脉见涩象。

治法：活血祛瘀。方用桃红四物汤加减。

三、血 热

主症主脉：心烦、口渴不欲饮，身热夜甚，舌绛，脉细数。甚则热邪迫血妄行，症见吐血、衄血、尿血、便血、肌衄、斑疹等。

此为血分有热或邪热入血所致，详见温病辨证有关章节。

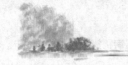

治法：清热凉血。方用犀角地黄汤之类。

四、出　血

主症主脉：造成出血的原因不同，见证不一。凡血离开脉道，溢出于脉道外者谓之出血。因于血热者，血色鲜红，心烦、舌绛、脉细数。因于脾虚不能摄血者，血色淡而持续不止，舌淡，脉细无力。因于瘀血者血色紫暗夹有血块，常伴有刺痛，舌暗紫或瘀斑，脉涩。至于具体见证则详见前数章有关部分。

治法：因于热者，予以清热凉血。犀角地黄汤是常用的代表方剂。因于气虚失摄者当补气摄血。常用归脾汤化裁奏效。因于瘀血宜活血祛瘀，多用桃红四物汤化裁进治。

治出血应当分别缓急，急者宜止，乃是一般治疗原则，以免气随血脱，危及生命安全。然而需要寻找出血原因，按照不同的病机立法遣药，才能获得稳定的疗效。常用的一些炭类止血药只能治其标，用之不当反能促成瘀血，故在止血的同时多佐以活血药以防发生瘀滞。血止后当补血、调血、益气。《十药神书》《血证论》是治血证的专书，很有参考价值，可用心研读。

气和血在人体内是同行并重的，因此有"气为血帅、血为气母"，"气行则血行，气滞则血瘀"的说法。在治疗上采用补血的时候，往往加入补气药，效果方佳。如用独参汤治大出血之急证，或用当归补血汤治血虚就是补气药重于补血药的例证。治疗瘀血则往往先理气。在辨证时，气滞者可以导致血瘀；血瘀者多伴有气滞。血虚者往往可以加重气虚，气虚者血也不足，二者互相影响，仅是侧重不同而已。

至于气血同病，属于虚者，不外"气血两虚"或"气随血亡"。属实证者则为"气滞血瘀"。辨证时只要将气和血的主症加在一起，治疗时予以兼顾，分别轻重缓急就行了，因此，不另立专题讨论了。

痰病辨证

痰是脏腑功能失调后的病理产物，是人体津液郁滞停留、凝聚变生而成的。痰有广义和狭义的区别。作为一种致病因素，指的是广义的痰。痰既生成之后可以直接或间接地作用于某些脏腑组织，引起许多疾病。因此，才受到中医特别的重视。痰的生成主要与肺、脾、肾功能失常有密切关系。如外邪袭肺，宣肃失职，肺中津液可以变生为痰。脾运失健，或过食肥甘，茶酒成癖，水谷精气不能正常化生，可变为痰。肾阳不足，气化失常，水气上泛也可造成痰。因此，有"脾为生痰之源，肺为贮痰之器"的说法。痰形成之后，可随气血流行，外至筋骨，内至脏腑，上下左右，四肢百骸无所不至。造成多种疾病。许多怪病都与顽痰有关。

一、痰邪侵犯部位

1. 肺
咳嗽痰多，气喘。

2. 心
心悸、神昏、癫狂痫。

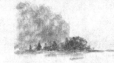

3. 胃

恶心呕吐。

4. 头

眩晕、昏冒。

5. 胸胁

胸满而喘。咳引胸背作痛。

6. 四肢

麻木疼痛。

7. 经络筋骨

瘰疬、痰核。

8. 咽喉

痰气凝结则为梅核气。

二、痰病兼病辨证

1. 风痰

形盛眩晕、恶心欲吐，四肢麻木，吐痰量多，伴有泡沫，喉中痰鸣，甚则抽搐，口眼㖞斜，舌强语謇、偏瘫，或癫痫、苔白、脉滑。

2. 热痰

痰黄黏稠，不易咳出，口干面赤，唇燥烦热，苔黄，脉滑数。

3. 寒痰

痰白而稀，或关节疼痛，畏寒足冷，苔白滑，脉沉迟。

4. 湿痰

痰多易出，色白清稀，面色萎黄，饮食不佳，腹胀，嗜卧，苔白腻，脉缓。

5. 燥痰

咳嗽喘急，痰稠难出，间有血丝，咽干喉痒、小便短赤、舌干、脉涩。

6. 痰气互结（梅核气）

喉中梗阻、咳不出，咽不下，胸胁痞满，苔白滑，脉弦滑。

7. 顽痰

痰液胶黏，难以咳出。

以上为各种痰的性状，数量，颜色等特点，和伴随出现的主症，辨证时注意到这些情况，就可以确定痰邪的属性。予以正确治疗。

虽然痰邪可以引起许多疾病，但痰单独为害的机会较少，多与其他病邪合邪。有时痰以主症的形式出现，有时以兼症的面貌表现出来。因此，对痰病的辨证还是要落实在脏腑的基础上，所以不做详细解释。治痰病则宜分别具体情况采用祛痰、化痰、燥痰、涤痰等法，然后再结合其他病邪特点立法。详见各种痰病的治法，不详细介绍。

饮病辨证

饮和痰的生成来源相同。二者区别之处是：清稀者为饮，浓稠者为痰。体内水液的代谢是依靠肺、脾、肾三脏共同维持平衡的。倘三脏或其中一脏的功能失常，如肺不能通调水道；脾不能运化转输水湿；肾失蒸化开合之权，致使水液的吸收、运行、排泄发生障碍，潴留体内，阻塞通道就成为饮了。凡在正常情况下，体内不应该存在，而在

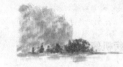

病理条件下，潴留在体内的液体都称之为饮邪。

一、痰饮辨证

主症主脉：咳嗽、心悸、恶水不欲饮，胃肠中辘辘有声，呕吐清水，胸腹胀满，消瘦，苔白滑，脉弦滑。

脾阳不振，水饮内停，支撑胸胁，故胸胁胀满。水饮射肺，宣肃失权，故咳嗽吐痰。水饮凌心，心阳受阻，故心中动悸。水饮中阻，津液不能上承，故口渴而不欲饮水。水饮冲激上逆则呕吐清水。水谷精微不能有效的充养形体，反变生痰饮，故昔盛今瘦。饮邪下流肠间，故辘辘有声。苔脉俱为饮邪的特征。

治法：温阳利水。方用苓桂术甘汤加味。

狭义的痰饮为阴盛阳虚，输化失常，饮邪停滞。辨证时应抓住凌心，射肺和辘辘有声，呕吐清水等主症，诊断即可成立。水液遇寒则凝是痰饮的特点，故治疗原则为温阳利水，即《金匮要略》说的"以温药和之"。

二、悬饮辨证

主症主脉：胁痛胀满，咳唾或转侧呼吸牵引作痛，气短息促，发热汗出，苔白，脉沉弦。

两胁为气机升降之道，饮流胁间，络道被阻，升降失常，故胁痛，肋间胀满。水饮逼肺，宣降失常，故咳嗽。咳嗽或呼吸时压迫肋间之水，故疼痛加剧，甚则只能卧于健侧。饮停胁间，压缩肺脏，呼吸受阻，故气短息促。有表证则发热汗出。水饮结于里，故苔白，脉沉弦。

治法：攻逐水饮。方用十枣汤。

此证即渗出性胸膜炎，诊断上无很大困难。

十枣汤为攻逐水饮之峻剂，宜从小量开始，逐渐递增，于晨间空腹服用。

三、溢饮辨证

主症主脉：身体重痛，甚则肢体浮肿，无汗恶寒，口不渴，咳喘，痰多泡沫，干呕胸痞，苔白，脉弦紧。

水饮流溢四肢肌肉，故身体痛而沉重，甚则浮肿。风寒束表，营卫不和，故无汗恶寒。水饮内停，津液不能蒸化，故口不渴。水饮内伏，上迫于肺，故咳嗽气喘而痰白多泡沫。气机不利，支撑胸胁则胸痞。水饮上逆则作干呕（水饮不在胃中，所以干呕无物），苔脉俱为表里俱寒之象。

治法：温散发汗。方用小青龙汤化裁。

四、支饮辨证

主症主脉：咳嗽喘息不得卧，痰白稀多泡沫，身体微肿，多见于面部，苔白腻，脉弦紧。

饮邪上逆，肺气不降，故咳嗽气喘不能平卧。饮邪聚肺，故痰白稀而多泡沫。肺气不降，通调失常，故身体微肿以面部为著。寒饮内盛，阳气不振，故苔白腻，脉弦紧。

治法：温肺化饮。方用小青龙汤化裁。饮多寒少者用葶苈大枣泻肺汤。泻肺逐饮。

痰和饮为同类，同出一源，都与肺、脾、肾三脏功能失调有关。饮邪多留滞胸、腹、四肢。而痰则无所不至。痰能引起多种奇疾怪病，而且能与多种病邪合并为害，饮邪致病范围比痰为窄，常与寒合邪。辨证时应该注意到二者各自的特点。

第四章 饮食劳逸七情

伤食病辨证

饮食是人体赖以维持生命活动的物质基础。合理而适当的饮食可以营养人体。如果暴饮暴食也足以损伤脾胃，造成饮食积滞，变生疾病。此节不包括脾胃本身虚弱造成的厌食拒纳，运化不良和食物中毒。

一、食滞于胃

主症主脉：胃痛拒按，不思饮食，恶闻食味，吞酸嗳腐，胸膈胀满，脉滑有力，舌苔厚腻。

饮食停滞于胃，不能腐熟下降，攻撑于胃，故胃饱胀作痛。食为有形之物，推之不能去，徒增疼痛，故痛而拒按。既食未化，所以不欲饮食，恶闻食味（自身保护性反应），甚则呕吐以减轻胃的负担。食停胃中，久则化酸作腐，浊气上逆，故有吞酸嗳腐之作。食积胃中，气机不畅，通降失权，故胃脘饱胀。胃中浊气不化则苔作厚腻，脉滑有力。

治法：消食导滞。方用山楂丸，加重消导药的用量。

辨证时应询问有无过食油腻煎炸、糯食等难于消化的食物，或贪食过量的情况。而吞酸嗳腐，恶闻食味二旬是本证的眉目。

二、食滞于肠

主症主脉：腹痛肠鸣，大便泄泻，臭如败卵，泻后痛减，脘腹痞满，嗳气厌食，苔垢厚浊，脉滑数。

宿食进入肠中，积停肠间，阻滞气机，故腹痛肠鸣。泄泻食积稍去，故疼痛减轻。病因伤食不化，故腹脘痞满，嗳气厌食，粪便臭如败卵。浊气不化，反映于苔则见厚浊垢腻，见之于脉则为滑数。

治法：消积导滞。方选保和丸或木香槟榔丸。

饮食积滞多先伤胃然后伤肠，或胃肠俱伤，辨证时应有所侧重，但又不可截然分开。还有一种是因脾虚夹食，重在脾虚胃弱，运化不良，导致饮食不化，已在脏腑辨证中述及，此处从略。

辨伤食病的时候，要注意患者平时的饮食习惯，平时喜冷者内必多热，久食冷则易生中寒；喜热食者内必素寒，久食热会生内热。偶尔暴饮暴食，进食过量（饮食自倍，胃肠乃伤），多属实证。了解这些情况都是为辨证用药提供依据的。

附：虫病辨证

虫病指的是蛔虫、蛲虫、绦虫、钩虫等肠道寄生虫。而血丝虫、血吸虫则不包括在内。多因内蕴湿热，饮食不洁、肉食不熟，或杂食生冷瓜果等污染虫卵所致。病之初有不见任何症状者，日久则形体消瘦，食欲减退，腹痛眠差才引起注意。除有成虫从大便中排出可以确诊外，还有一些特殊征象可资助诊断。虫病多见于儿童，成人也有发现。

虫证一般见证为：面黄肌瘦，眼眶或鼻下微黑，鼻孔或肛门搔痒，唇内生白点如粟，或面上有花斑，饮食减退或异常亢进，或有食生米、茶叶、泥土、炭渣等怪异食癖。

蛔 虫

主症主脉： 胃脘嘈杂，脐周作痛，蛔虫积聚成团时可扪及包块，贪食，面黄肌瘦，鼻孔作痒，或睡中断齿，唇内有粟状白点或面上有白色花斑，大便排出成虫或呕吐蛔虫，苔脉不定。

蛔虫内扰，故胃脘嘈杂或脐周作痛，虫安则痛止。虫喜团聚钻窜，倘聚而成团则绕脐作痛，并可扪及包块。虫踞肠内，吮吸营养，耗伤气血，故贪食而消瘦。虫踞肠胃，湿热内扰，故齘齿鼻痒，面现白色花斑。一般脉苔无特殊表现。

治法： 以驱虫为主，佐以健脾化湿。方用化虫丸之类。

附： 蛔厥，即胆道蛔虫，见伤寒辨证厥阴病蛔厥条。多用乌梅丸化裁进治。

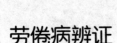

劳倦病辨证

劳倦多为人体的功能受伤，因此，多表现出伤气的证候：倦怠无力、嗜睡懒言、纳食不佳、气短心悸，或发热自汗，心烦不安，脉缓大或细弱。

过逸少动则使身体臃肿肥胖，四肢无力，动则心悸气短。

还有一种是房劳损伤，即房室不节，纵欲过度，能伤损肾精，表现出一派阴虚的证候，所以平时不可纵情色欲，贪图一时之快，招惹疾病，戕害身体。临床多见的则是因某些疾病损伤了脏腑，造成了虚弱损伤，表现出一派虚弱不足的证候，中医泛称为虚劳。其中不仅要具体到五脏，而且要详细分别出阴、阳、气、血何者之虚。长期固定体位对身体也有影响，如久视伤血、久卧伤气、久坐伤肉、久立伤骨、久行伤筋。五脏劳损是：肺劳损气，心劳损神，脾劳损食，肝劳损血，肾劳损精。在"五劳七伤"中以肝、肾二脏受损的机会最多。脾为后天之本，在治虚劳时除按照不同的证情用药外，尤其应当注意调理脾胃。现在工厂、公社、机关、学校都制定了保健制度，经常开展广播体操，保健操和多种体育活动，对保障广大群众的身体健康有积极的意义，希望大家积极参加，锻炼身体，不要乞怜于药物。

在辨劳倦损伤时一定要密切结合脏腑辨证。

情志病辨证

喜、怒、忧、思、悲、恐、惊合称七情。是人体对客观外界事物的反映，属于正常的精神活动。如果由于长期精神刺激或忽然受到精神创伤，超越了人体所能适应的能力，造成精神过度兴奋或抑制，致使阴阳，气血、脏腑、经络的功能活动发生紊乱，变生各种疾病。反之，脏腑有病时也能影响到情志的变化。

情志病的主要见证：抑郁不乐，喜怒无常，心烦意乱、易惊善疑，失眠多梦，胸闷喜太息。喉中如有物梗，吞不能下，咯不能出（梅核气），食不知味，胁痛嗳气，脘腹胀痛或有痞块，严重者神志恍惚，语言错乱，精神失常。

以上所列各症，并不是每个情志病患者必须悉具之证，要看是因某种情志伤及何脏何腑而症状随之而异，一般是：

过喜伤心　心神不安，心烦意乱，语无伦次，举止失常，易惊善疑，失眠多梦。

过怒伤肝　面青食少，梅核气，胁痛、抑郁不乐或急躁善怒，甚则怒骂叫号，不避亲疏，目赤神昏，暴厥。怒不得伸可成为精神病。

过忧伤肺、脾　闷闷不乐，若有所思，患得患失，甚则失眠，精神失常，食不知味，形体消瘦。

过思伤脾　饮食不香，睡眠不佳，意志紊乱。

过悲伤肺　面色惨淡，神气不足，垂头丧气，善叹息，偶有所触即痛苦流泪。

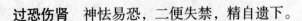

过恐伤肾　神怯易恐，二便失禁，精自遗下。

过惊伤心、肾、肝、胆　目定口呆。彷徨失措。心慌意乱、不能自主、如呆如痴。

从以上所列症状可以看出，病之初多伤损阳和气，也就是脏腑功能发生了紊乱和失调。继而伤及阴和血，即脏腑本身受到损伤。病初多实，久病多虚。其中又以肝气郁结为主导。治疗时以疏肝解郁为重点。因肝与脾胃、肺的关系比较密切，多以实证的形式表现出来。心、肾以虚证为多，重在补益。具体的辨证论治还是要落实在脏腑辨证的基础上之。治疗时固然可以使用药物，尤其需要针对具体情况做好政治思想工作，所谓"心病还需心药医"。

第五章　病机十九条

概　论

病机就是病理变化的机制或机转。它是认识疾病的一种"执简驭繁"的有效方法，通过对病机的学习，掌握了它的精神实质，就能够抓住疾病变化的主要关键。疾病的发生是脏腑器官之间的协调关系遭到了破坏，正常的功能发生变异造成的结果。虽然疾病在人体内部进行着，中医没有科学仪器直接观察病变的情形，可是从长期的医疗实践中进行了周密细致的观察，得知人体内脏发生了病变，必然有一系列的反常的特殊的现象反映出来，病人从这些反常现象中感到痛苦、不适而求治于医生，医生根据病人的症状探查病变所在部位、性质及其发病原因，累积了丰富的宝贵经验，并从中摸到了疾病发生、发展、演变的规律，最后上升为理论，形诸于文字，总结成为病机十九条。

前人把千变万化的、错综复杂的许多症状加以分类，将不同的症

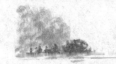

状或相同的症状整理归属于一种病机，作为"据症求因"的纲领。同时利用不同的病因，分析某些相近类似的症状，作为临床辨证施治的纲目，于是产生了病机十九条。当然只此十九条是不能包罗万象的，不可能将所有的病理机制都统统地包涵起来。元代的刘完素补充了"诸涩枯涸，干劲皴揭，皆属于燥"一条，合为二十条。

附录：病机十九条

《病机十九条》载于《素问》，成书于二千多年前，它不可能是完美无缺的，历代医学家虽都尊崇此说，但通过临床实践对其进行了必要的修正，提出了些不同的看法，这是有益于事物发展的。

诸风掉眩，皆属于肝

凡是肢体动摇不定，头晕目眩的现象，多是肝经疾病的反映。"皆"字此处应作"多"解释，以后诸条同此。按照阴阳五行学说解释：肝为五脏之一，为阴中之阳，五行中属木，五气中主风，五志为怒。因此，把疾病中出现的肢体动摇不定，头目眩晕的症状列入肝，是"取类比象"的手段。如怒能伤肝，肝被伤则气横逆化火，肝火旺盛又能生风。这是属邪气有余一类的实证。另一种情况是肝本身并无病，而是由于肾水不足，不能涵养肝木，致使肝之阳气偏盛，上冒巅顶，发生头晕目眩，此类属于正气不足的虚证。不论病情属虚或属实，都列入肝病的范畴。此条所指的"风"当为"内风"。也就是说阴血亏

64

虚是其根本（矛盾的主要方面）。阴虚则阳盛，阳盛则生热，热甚则生风。这种"风"是经过多次转化而形成的。治疗此类"风"病。当以养血为先，也即"治风先治血，血行风自灭"的道理。

疾病是千变万化、错综复杂的。病理机制也是多种多样的。同一症状却有不同的病理机制。有的晕眩就不能用"风"和"肝"解释。如《伤寒论》中的真武汤证："太阳病发汗，汗出不解，其人仍然发热，心下悸，头眩、身瞤动，振振欲擗地者，真武汤主之"。这种病的病机为误用汗法，导致阳虚水气上逆，治宜扶阳利水。又如美尼尔氏综合征是以眩晕为主症的，其中有一种类型是因中气不足（气血不足）所导致，用补中益气汤，健脾益气，升举中气的方法获效而不从肝治。临证需详审旁参，方可中病。高血压病出现的眩晕，则多属于肝病。

诸寒收引，皆属于肾

收引指筋骨或关节屈伸不利（与僵直者不同），此条的着眼点在于一个"寒"字。也就是说不论筋骨或关节的屈伸不利，都是因为寒邪或伴随阴寒证象出现时才能责之于肾。肾在五行中主寒。主要功能为藏精、主水、主骨。关节是由骨和筋组成的，筋骨或关节的屈伸不利，自然要责之于肾（还有肝，肝主筋），关节的活动是依靠气血的濡养，阳气的温煦，才能保持气血的通畅，关节才能流利。《灵枢》说："经脉者，所以行气血，而营阴阳，濡筋骨，利关节者也"。又说："是故，血和则筋脉流行，营复阴阳，筋骨劲强，关节清利矣"。论述气血的喜恶时，《素问》说："气血者，喜温而恶寒，寒则泣而不流，温则消而去之"。这些都说明气血、阳气在维持关节滑利方面所具有的重要作用。

倘气血不能濡养筋骨，或关节得不到阳气的温煦，或气血因寒而凝闭不得通畅，势必影响到筋骨，关节的活动而变生病态。肾主水，属寒，寒性凝闭。最容易引起气血凝滞的则是寒，所以当寒邪侵袭经络，或肾阳衰弱，不能温煦，气血不得流畅，筋骨失却濡养时，便发生收引症状，这就是寒气通于肾的道理。治疗方法当调理气血，温化寒邪，这就是临床上经常采用的"温经活络"的方法。

收引的病也有不是生于寒者，如风寒湿三气杂至而发生的痹证，就不能全用一"寒"字来解释，当区别具体情况而分别对待。

诸气膹郁，皆属于肺

膹即喘急上逆，郁即痞塞不通。此条关键在一个"气"字上。也就是说膹和郁都是由于气机不畅造成的，气为肺所主持，凡是气机不畅，呼吸促迫，胸部痞塞的现象大都归咎于肺，就是这种道理。《素问》说："肺病者，喘咳气逆"。又说："百病皆生于气"。因为肺的主要功能是主持气体的交换，职司呼吸，吸清呼浊。呼吸系统的疾病多出现咳嗽气喘的肃降失司，气机不利的证候。如风寒犯肺，气道郁结，肺气不得宣畅时发生的咳嗽气喘，痰液清稀。风热犯肺则肺失肃降，炼液为痰，咳嗽痰黄，气急而喘，胸胁作痛。肺虚则呼吸细微，声音低怯，气喘无力，面色㿠白。肺实则喘息气粗，胸满仰息。郁是因气机不利，肺气因而郁结不得宣畅，多与咳嗽气喘同时出现，也可以说是喘急上逆的结果。肺为五脏之华盖，上连咽喉，开窍于鼻，外合皮毛，主司呼吸，一旦肺遭邪袭，肺气壅遏不宣，失却肃降之权，气体郁积胸中，令人有痞塞窒息的感觉。至于临床上所称的"郁症"，多为情志变化引起五脏气机不和，虽与肺有主要关系，但不能都归属于肺。

诸湿肿满，皆属于脾

湿指水湿过多潴留于体内，肿满则指浮肿或腹中胀满。凡是因水湿之邪造成的肿满（在皮肤为浮肿，在腹中则为胀满），不论在体表还是在体内，多责之于脾的运化功能失常。脾的主要功能为主运化，统血。当脾功能失常时运化水湿的任务便很难完成，致使水湿停滞于组织之中，为肿或为满或为肿满。虽然主要关键在脾，但与肾（主水）、肺（肺主气肃降，通调水道）亦有一定的关系，水湿的生成有内外之别，此处指的为内湿。治内湿除健脾助运（见湿治脾是不会错的）外，尚要顾及肾和肺方为全面。

诸热瞀瘛，皆属于火

瞀（mào）为头脑昏蒙，神志昏蒙的意思，瘛（chì）即抽搐痉挛。疾病中能够引起瞀瘛的原因很多，火仅是其中一部分。所谓"火"即热极的表现。突然发生高热尤其是持续性高热，对人体危害是很严重的，可以引起痉挛或昏迷。现代医学告诉我们，体温是由温热中枢所控制的，温热中枢又是在大脑皮质控制下进行工作的，人体受到致病因素的刺激就要做出适当的反应，使产热和散热功能发生障碍（温热中枢），结果是体温增高。体温增高可以引起高级中枢神经兴奋，继而发生抑制，当兴奋占据优势时则发生痉挛，抑制占优势则产生昏迷。祖国医学认为热邪能够伤心神，神被伤后就发生昏迷。高烧最能消耗津液，灼烁肝血，致使血不能养筋（肝主筋）而发生痉挛。此种现象多发生于暑病和温病"逆传心包"之时。因此，把它列入"火"的范畴是符合临床实际情况的。

以上讲的是在高烧时发生的痉挛或昏迷，如果只有痉挛或昏迷而无高烧的时候，就不能归属于"火"。如慢惊风，类中风（脑出血等脑血管意外疾病），就不都属于火。总之，凡列入"火"的督瘈必须同时伴有高烧为先决条件，也就是说，督瘈是由于高烧引起的。

诸痛痒疮，皆属于心

凡疮疡现于肌肤，不论是红肿还是痒痛多责之于心。疮疡外证名称繁多，但不外乎阴阳二大类。按心的功能主要是主神明（藏神），主血脉，在五行中属火。疮疡的产生多为气血不调，经脉壅滞，致使血与火并肌肤变生疮疡。《灵枢》说："凡营卫稽留于经脉之中，则血泣而不行，故热。火热不止，热胜则肉腐，肉腐则为脓"。《外科全生集》说："脓之来，必由气血，气血之化，必由温也"。由此可知，如果没有气血不调，气滞血凝，没有热毒（细菌的感染），疮疡是不会发生的。属火、主血脉的心，在疮疡发生中所占居的地位就可想而知了。

至于痒与痛只是标志着火热程度的轻重。李念莪（明代末年名医）说："热甚则疮痛，热微则疮痒"。这种说法是很有分寸的。临床上有因疮疡炽盛，致热毒内陷，成为扰乱神明的险证危候的（如败血症）。还有一种皮肤瘙痒症俗称风丹的（荨麻疹）多为血热生风、或血虚风邪乘之。治疗可以用清热解毒凉血，养血祛风法获效。至于因正气不足或正气衰弱造成的阴疽（骨结核，骨髓炎等）则不属此范畴，治疗便不宜清热解毒直挫病邪，多以温补托里收功。

诸厥固泄，皆属于下

"厥"即昏厥不省人事或四肢厥冷，"固"即大小便固结不通，"泄"即大小便失禁。

厥证的类型很多，名称繁杂，历代医家说法不一，至今尚难统一。又因厥证是病危的表示，处理适当与否，直接关系到病人的生死，医生必须详审细辨，不可稍有大意含混。为了辨证方便起见，只有抛开历代医家的分类方法，将厥证分为寒热二大类型。现说明如下：

寒　厥	热　厥
病初便手足厥而不温。	病初先热后手足厥冷。
喜热畏寒。	喜寒畏热。
足蜷曲卧，恶言安静。	举手扬足，躁烦不宁。
下利清谷，小便清长。	大便闭结，小便短赤。
按腹久而不温。	按腹久而灼手。
脉沉微不数。	脉沉滑而数。

《素问》说："阳气衰于下则为寒厥；阴气衰于下则为热厥"。阳气衰弱，阴气独盛，阴阳失调，气血不和，阴阳之间的正常关系遭到破坏，出现了"阴胜则阳病"。犹如灶中无火或火甚微，锅中之水难以化温，人体亦同此理。阳气衰弱，不能温养四肢，经脉因寒而凝滞闭塞，于是出现四肢冷而不温，甚者昏厥不省人事。

热厥则为邪热内蕴，阳气郁而不伸，内热极甚，燔灼津液，气道壅塞，四肢亦现厥冷，此时病机为阴虚而阳气独盛，热极似寒与寒厥的成因恰恰相反。所以，临床辨证尤须详细，施治当格外谨慎，不可有丝毫疏忽。不管是寒厥或热厥都是下焦肾中的阴阳偏盛或偏衰所导致，故有"皆属于下"的结论。至于大怒伤肝，气血上逆扰乱神明发生的昏厥，那就不能全归属于肾了。

大便秘结多由胃肠中津液枯少，致使粪便燥结，排出困难。导致津枯液竭的原因颇多，如热结阳明之腑的"承气证"是一类型。另一类就是张景岳说的："秘结之由，除阳明热结外，则悉由乎肾"。便秘为什么责之于肾呢？张景岳接着说："盖肾主二阴而司开阖"。《诸病源候论》说："邪在肾，亦令大便难，所以尔者，肾脏受邪虚而不得制小便，则小便利；津液枯燥，胃肠干涩，故大便难"。临床上因肾水不足，肠中津枯导致的阴结证，多责之于肾。

大便泄泻的原因很多，多责之于脾和大小肠。其中有一种肾泻俗称"五更泻"，则是肾阳衰，闭藏失职所致。张景岳说："肾中之阳气不足，则命门火衰，而阴寒独盛，故于子丑五更之后，当阳气未复，阴气盛极之时，则令人洞泄不已"，这类泄泻当然要咎之于肾。这就是通常说的"肾为胃之关"。

排尿困难多为肾和膀胱的病变。二者在生理功能上有极为密切的联系。肾主一身之水，膀胱是储存尿液的器官，排尿困难的疾病当然要责之于肾和膀胱失职。导致肾、膀胱功能失常的原因很多，如纵欲伤肾，膀胱积热，外伤等等。也有不因肾和膀胱功能失调者，临床须予鉴别。

小便失禁多由膀胱括约肌失常或神经系统病变造成的，多发生于病后体弱，或神经系统疾病时，也有因肾阳虚所致者，如幼儿和老人的多尿或遗尿就属此类型。

总之，厥、固、泄均与肾有关。肾居下焦故归属于下，然而不可一概划入肾的范畴，与其他脏腑也有联系。

诸痿喘呕，皆属于上

痿即手足痿弱，关节弛缓，动作不敏捷。喘即气急喘息，呕即呕吐。

痿有狭义和广义之别，广义的痿有五，《素问》说："肺热叶焦，则皮毛虚弱急薄，著则生痿躄也，心气热，则下脉厥而上，上则下脉虚，虚则生脉痿，枢折挈，胫纵而不任地也；肝气热则胆泄口苦，筋膜干，筋膜干则筋急而挛，发为筋痿；脾气热则胃干而渴，肌肉不仁，发为肉痿；肾气热则腰脊不举，骨枯而髓减，发为骨痿"。又说："肺者，脏之长也，为心之盖也，有所失亡，所求不得，则发肺鸣，鸣则肺热叶焦，故曰五脏因肺热叶焦发为痿躄，此之谓也"。为了阐明痿与肺的关系，《玄机原病式》说："手足痿弱不能收持，由肺金本燥，燥之为病，血液衰少，不能营养百骸故也"。《景岳全书》也说："肺主气，以行营卫，故五脏之痿，皆因肺气热，则五脏之阴皆不足，此痿躄生于肺也"。由此可知，痿证的发生是因五脏为热所伤而产生五痿，但阴虚（原因是多方面的）内热则为统一的病机。换句话说，若无阴虚内热存在，痿证是很难形成的。所以治痿证"独取阳明"的理论，认为胃为水谷之海，津液皆由阳明而来，保护化源才能保护津液，是有道理的。

狭义的肺痿的机制与上同，只是主症在肺，仍有燥热伤及肺阴，或肺中虚冷不能化津致使肺叶枯萎。

喘证在"诸气膹郁"条中已经阐述。此处值得一提的是，喘除与肺有关外还与肾有密切联系。肾阴虚或肾阳虚均能致喘。病虽在肺，根本原因却在肾——肾不纳气。可参阅《脏象》有关部分。治疗上不可一概治肺，必须寻本求源。

呕吐将在"诸呕吐酸"条中解释，主要是胃、肝之疾。因气机不利造成的呕吐当然要列入上焦肺（如百日咳引起的呕吐）。胃以下降为顺，上逆为逆，呕吐即为上逆，故属上。这是从文字上的解释。

现代医学中的"肌无力症"与此说没有什么联系。因此，对此条的解释只供参考。

诸禁鼓栗，如丧神守，皆属于火

凡发生牙关紧闭，全身颤栗，神志不安或神志昏迷者多属于火。这些症状多出现于温热病转变之际，因火邪内逼，正气不足以抵抗邪气时的一种虚弱现象，是"热极似寒"的"真热假寒"。是疾病恶化的征兆。火邪入里，抑郁蕴结，此时表热反而不甚显著，却见寒栗。就是说此时出现的寒栗是假象。为了正确理解本条的意思，应将前两句联起来读，即先有牙关紧闭，全身颤栗，继而出现神志不清或神志昏迷者，才可以列入"火"的范畴。还有一个重要的前提：此类现象必须是属于热性病，初起即有高烧，经过一段时间后出现颤栗，牙关紧闭，神志不安或神志昏迷。若只有颤栗或单有牙关紧闭而无神志病态，则不能列入此条。倘因风寒外束，阳虚阴盛或疟疾发作出现一时性的恶寒战栗，则不能谓之"火"。此条的关键在于"真热假寒"。临床上必有苔脉和其他症状可为凭助。病人处此之际是在生死关键，医生要特别审慎，从多方面探查原因，掌握大量资料，经过分析，去伪存真，才能得出正确的诊断，施以有效的治疗。

诸痉项强，皆属于湿

吴鞠通（清代名医）说："六气皆能致痉，风为百病之长，六气莫不由风而伤人，所有痉病现症，皆风木刚强屈拗之象，湿性下行而柔，木性上行而刚，单以湿字，似难包括诸痉"。在临床上确如吴氏所言，单纯由湿致痉者很少见。故不多进行解释。

诸逆冲上，皆属于火

凡以下行为顺者反而出现上逆的情形即为"诸逆冲上"。如肺胃之气本以肃降下行为顺，一旦肺胃功能发生变异，不但不能下行反而上逆，就要发生咳喘、气逆、呕吐等症状，如肺燥热时的喘息咳嗽，胃热的呕吐就是火邪为害的结果，但并不是说所有的"冲逆"都属于火。张景岳说："呕家虽有火症……然凡病呕吐者，多以寒气犯胃，故胃寒者十居八九，内热者十止一二"。又说："火在中焦而呕者，必有火证火脉，或为热渴，或为烦躁，脉必洪数，吐必涌猛，形气声色，必皆壮丽，若察其真属有火，但降其火，呕必自止"。至于咳嗽，有"五脏六腑皆令人咳"的说法。喘息也分虚实寒热。这就说明冲逆之证有属火属实者，也有属虚属寒者。正确地说，火只是冲逆证的原因之一。如呕吐时出现脉沉息微，呃声低怯等一派虚寒现象，不能列入"火"条中，治疗只能用温中祛寒的办法始能获效。

诸胀腹大，皆属于热

胀满腹大的病成因非只一端，可分很多类型。《灵枢》说："真邪相攻，两气相搏，乃合为胀也"。《医宗必读》："阳证多热，热者多实，小便黄赤，大便秘结为实……脉滑数有力为实……色红气粗为实……阳邪急速，其至必暴，每成于数日之间。阴证必寒，寒证多虚……小便清白，大便溏泄为虚……脉弦浮微细为虚……色悴气短为虚……若是虚证，或酒色过度，或情志多劳，日积月累，其来亦渐，每成于经月之后"。治疗则宜本着暴病多实，趁正气未虚之际迅速攻邪是为捷径；若病延日久，正气已衰，再事攻伐，不惟病邪难以离体，反而徒伤正气，故当用抉正驱邪之法。这是将腹大胀满按寒热虚实分类的。《素问》说："风气流行，脾土受邪，民病飧泄，食减体重，烦冤，肠鸣，腹支满"。又说："雨湿流行，肾水受邪，民病腹痛清厥"。是指的由于气候变化，人遭邪袭，邪传入里，郁久化热形成的腹大胀满。朱丹溪（元代名医）说："脾土之阴受伤，转输之官失职，胃虽受谷，不能运化……清浊相混，隧道壅塞，气化浊血，郁瘀而为热，热留日久，气化成湿，湿热相生，遂成腹满"。这是着眼于脾的。此外，还有因虫积、瘀血的。不拘内伤或外感，凡能促使脾运失常者，都有生湿生热的机会，列于"热"条是有理由的。

疾病的成因是多方面的，腹大胀满属于寒的也不少。李东垣（金朝名医）说："大抵寒胀多，热胀少"。证之于临床是符合实际情况的。治疗时多采用温运，少用凉泻的温补法，为治疗虚胀的重要法则。

诸躁狂越，皆属于火

躁为烦躁，狂越即为狂妄失常，都是属于心神不能自主，精神失常的表现。此种现象的出现，多因火热燔灼所致。如《伤寒论》中阳明热盛阶段，"常见登高而歌，弃衣而走，妄言骂詈，不避亲疏"等就是因热郁化火，扰乱神明所致。治疗时应先撤其热，或清，或下，其狂自止。另一种火邪是体内自生者，张景岳说："凡狂病多因于火，或以谋为失志或以思虑郁结，屈无所伸，怒无所泄，以致肝胆气逆，木火合邪"。这是因情志不遂，气郁生火，邪火内燔，煎熬炼液为痰，痰热交阻，痰火旺盛，迷蒙心窍造成的精神失常。出于郁结变生的火虽然和外感病中的火成因不同，症状却是相同的，所以都列入"火"条中，都是属于阳有余的实火证，治疗时或清或泻必能获得效验。

一般认为，火入于心则烦，火入于肾则躁，烦为热之轻，躁为热之甚，治疗烦躁多从心肾二经入手的理由即来源于此。应该特别提出的是，当"真寒假热"时也会出现烦躁，此种烦躁是阴盛格阳于外的一种表现，病机截然不同，治法自然应有区别。久病多虚，即使治疗实火导致的狂躁，也不可一味猛攻亢盛的邪火而不顾正气之虚。

诸暴强直，皆属于风

强直就是筋脉强劲不柔和的意思。暴的意思可解释为突然发生。凡是突然发生的肌腱僵直，屈伸不利者多属于风，其中应特别注意突然发生的"暴"字。风有外风和内风的区别，在《病因》章中已经说明。《素问》说："风从外入，令人振寒，汗出头痛，身重恶寒"。外感病多属此，这是外风。内风的形成多由血虚不能养肝，肝血不能养筋，致使肝阳上越，肝风内动，症见昏厥惊搐，口眼㖞斜等。也有因热极生风的。肝性刚强，喜柔恶燥，肝得到充足阴血濡养，才能发挥正常的功能，一旦阴血亏虚，不能养肝，肝的刚强性格就无法控制，由肝所主的筋随之发生变异。因而出现强直等一派动风之象，对这类疾病采用育阴潜阳法奏效方速。

诚然，强直的发生多责之于（肝）风。但决不意味着唯有风邪才能造成强直。火热，痰湿同样可以形成风病。在临床上需结合具体见证，详细剖析才能找到它的真正致病原因和发病机制。

诸病有声，鼓之如鼓，皆属于热

进行腹部叩诊时，发现腹胀呈现鼓音，或有肠鸣症状者，有的类型是属于热的。李东垣说："伤酒食面，及厚味之物，膏粱之人，或食已便卧，使湿热之气不得施化，致令腹胀满"。朱丹溪说："湿热相生，遂成胀满"。此种热是由体内生成的，或因多食助热生湿之物，或当脾运失常之际，致使热积壅滞，与脏腑相结，形成里实热闭的证候，这就是张景岳所说的"为阳气所逆，故属热"的意思。此处所指的"热"，当为过食甘腻生湿酿热之物——是指脾不能运化水湿的结果，有时病因和病机是可以互为因果的。

"诸病有声，鼓之如鼓"的病并不完全属热，在临床上属于虚寒者也不在少数。它们之间的病因、病机不相同，但临床上出现的证候却有相似之处，遇到此类病人，当从苔、脉或伴随出现的其他症状中详细剖析，先找到致病原因，继而探查病机，最后确定虚实寒热的性质，因此不能将所有腹胀肠鸣的病，不分具体情况，一概列入"热"条中。

诸病胕肿，疼酸惊骇，皆属于火

历代中医的注释家对此条的意见最为分歧，争论的焦点是胕肿还是浮肿抑或是足胕肿胀。如将此条作为一句完整话来读，二种解释和临床实践均不相符。就以能引起全身性浮肿的急性肾炎，也很少是纯粹属于火的。脚肿属火的除外科疾病外也非常少见。因而此条宜作外科疮疡伴有剧烈疼痛甚至发生惊慌害怕的现象来解释。疮疡有阴阳寒热之分，此处指的当为阳证，热证。由于火邪内蕴，血分郁热，多使经隧闭塞，气滞血凝，气血不得通畅，聚结毒火于一处。久之则局部出现红肿灼热，焮痛溃脓，全身寒热不适，甚者惊慌恐惧，心神不宁（当毒邪内陷或走黄时）等症同时出现。这种现象在脓毒败血症中是经常见到的，治疗多用苦寒之品，以凉血清热、疏风解毒获效。

诸转反戾，水液浑浊，皆属于热

"转"是左右扭转，"反"是角弓反张，"戾"是全身曲俯。三者都是用来形容筋脉挛急现象的。"水液浑浊"即指尿液浑浊。

《素问》说："热淫所胜……溺色变甚"。张景岳说："阳亢伤血则瘛"。李念莪说："筋脉挛急，燥热所致"。在急性热性病中经脉挛急的现象是经常出现的。转、反、戾有时同时出现，有时也可单独发生，主要取决于病邪侵犯何经。邪侵太阳则"反"；邪侵少阳则"转"；邪入阳明则"戾"。有些反、转、戾不是发生于热的，辨别病机的主要关键在于伴随出现的兼症。如确认是因热引起的转、反、戾，那么，"水液浑浊"就是关键。在急性热性病中，由于热邪燔灼内扰，阴液消耗过甚，除能造成"热极生风"而出现的神志症状（反、转、戾在内）外，尿液因之浓缩，出现小便短赤浑浊。一般说，尿量愈少，颜色愈浓，热也就愈盛，阴液伤耗就愈重。中医凭借病人的尿量、颜色判断疾病的寒热性质及其程度，是从长期医疗实践中总结出来的宝贵经验。在温热病中运用的非常广泛，正确性很高。

单就"水液浑浊"一句来说，就不能只用一"热"字概括了。首先应确定是外感还是内伤，属虚还是属实。《素问》说的"热淫所胜……溺色变甚"，指的是外感病中的实热证。《灵枢》说"中气不足，溲便为之变"，指的是内伤虚证。二者有本质的不同。临床中还有因房劳伤肾，思虑伤脾导致的"水液浑浊"短少，治疗这类病人就不能按热证的治疗法则专事清凉了。

总之，在急性热性病过程中，既有转、反、戾，同时伴有"水液浑浊"者，多是由于热所致。如果转、反、戾与"水液浑浊"单独出现，则宜分别对待。

诸病水液，澄澈清冷，皆属于寒

此条指的"水液"较上条为广，包括二便、涕、泪、唾液、呕吐物等。"澄澈清冷"是说排出物是清稀透明，淡薄清冷，自己感到它是冷而不热的。"澄澈清冷"是这条的关键所在。从病人排泄物的变化情形，判断疾病的属性，方法简单朴素，实用价值很高。如感受风寒时病人鼻流清涕，咳嗽痰白而稀；若为风热则鼻流浊涕，且有腥臭之味，咳嗽痰黄黏稠。胃中有寒，呕吐物多为清水，不酸不苦；胃中有热，呕吐则为黄水，既苦且酸。大便完谷不化，粪如鸭屎者为肠中有寒；粪如酱色，秽臭难闻者为肠中郁热。小便清长量多者为内寒；尿黄短涩者为热。诸如此类的例子可以列举很多。

津液的生成变化过程，在《脏象》章内已陈述，可参考。体内有热邪存在，津液的消耗势必比正常时为多，二便、涕泪、唾液自然随之改变。此条病机为寒，因此"澄澈清冷"四字就成为此条的纲目。寒为阴邪，易伤人阳气，寒随排泄物俱出，故有清冷的感觉；热为阳邪，易伤人阴液，津液为之耗伤，热随排泄物同出，故感到灼热。这是客观存在，就是"有诸内，必形诸外"的意思。

诸呕吐酸，暴注下迫，皆属于热

"诸呕吐酸"指的是呕吐，吐出物味酸。"暴注下迫"是突然发生的一种急性喷射性腹泻。

呕吐和腹泻是临床上经常遇到的症状，可以单独出现，如单纯的胃炎或肠炎；也可以同时发生，如急性胃肠炎。导致呕吐和腹泻的原因很多，病机也不尽同，此处指的仅是热吐和热泻。

胃主纳谷，腐熟食物。《济生方》说："饮食不节，温凉不调……或露卧湿处，当风取凉，动扰于胃，胃既病矣，则脾气停滞，清浊不分，中焦为之痞塞，遂成呕吐之患焉"。《伤寒明理论》说："大抵伤寒表邪欲传里，里气上逆则为呕"。《素问》说的较为详细："呕，胃膈热甚则为呕，火气炎上之象也。吐酸，酸者肝木之味也，由火盛制金不能平木，则肝木自甚，故为酸也"。由此可以看出，不论是饮食不当，寒热失调，还是外邪欲入里之际，或因肝火太旺克伤脾土，均能造成呕吐。凡属于这些原因的，可以用"热"字来概括。

临床中的呕吐、吐酸也有不属于热者。张景岳说"吞酸虽有寒热，但属寒者多，属热者少"，似乎走入了另一极端。他在这种理论指导下又说："火衰不能生土，则脾气虚，而肝邪侮之，故为酸也"。这就是他注重补火的理论根据。《素问》中也有"寒气客于肠胃，厥逆上出，故痛而呕也"。也指出寒邪为害同样可以引致呕吐、吐酸。临床辨别寒热二类型的呕吐的依据是伴随呕吐出现的其他证候。属于热者必有呕吐酸苦，烦渴喜冷，溲黄唇干，脉洪大或浮数。属寒者必伴有喜暖畏寒，不思饮食，四肢清冷，二便清利，吐物不臭，口不渴，脉沉迟等。

至于"暴注下迫"的急性腹泻，着眼点当在一个"暴"字上。"暴"就是急速迅猛。此种迅而猛的腹泻多伴有肛门灼热，里急后重，烦渴引饮，大便恶臭，粪色黄赤，小便短涩，腹中急痛等热邪干扰之象。假如久病不已的完谷不化，洞下清水，粪如鸭屎，小便清白，喜温恶寒者显然属于虚寒之列，与热者截然不同。因此，张元素（金朝名医）做了简练的概括："暴泄非阴，久泄非阳"，这是很有说服力的论断。

诸涩枯涸，干劲皴揭，皆属于燥

凡是色悴爪枯，皮肤干燥皴裂，或口唇燥裂者，皆因阴液不足，燥邪用事的缘故。刘完素补入的这一条对后来温病学中育阳保津法的发展起了很大的启发作用。

为明了燥邪为害的机转，我们首先应重温津液与人体的正常关系。《灵枢》说："谷入气满，淖泽注于骨，骨属屈伸，泄泽，补益脑髓，皮肤润泽，是谓液"。又说："水谷皆入于口，其味有五，各注其海，津液各走其道，故三焦出气以温肌肉，充皮肤，为其津"。李东垣在脾胃论中说："大肠主津，小肠主液，大小肠受胃之荣气，乃能行津液于上焦，溉灌皮毛，充实腠理。若饮食不节，胃气不足，大小肠无所禀受，故津液竭然"。由此可知，皮肤的润泽，腠理的温煦润泽，都依赖于津液的充盈。一旦来源枯涸，形诸于外的必然是一派燥象。如燥在脾胃则消渴善饥，噎膈反胃；燥在肺则鼻燥咽干，口渴；在肠间则大便干燥秘结。温病学为秋燥立有专章，阐述颇详。燥为阳邪，最易伤人阴液，治疗用药宜柔润是为定理。

导致津枯液竭的原因，大致有火热之邪灼津烁液；或人体阴血本系亏虚，精血内夺；或用汗、吐、下法太过；或误用汗、吐、下法；或滥用温燥药劫伤津液；或为燥气太过中伤人体。不论成因为何，对人体造成的危害却是相同的，治疗时均以清燥养阴为基本法则。

第二部分

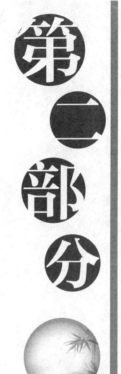

执简驭繁疗内伤——脏腑经络辨证

概 论

一、整体观念

在初次接诊病人时，由于缺乏实践经验，不知道如何审查剖析疾病，找不到主要矛盾，抓不住疾病的要害、关键，反而被错综复杂的症状搅昏了头脑，影响了思路的开拓，结果被一大堆病状所迷惑，成了症状的"俘虏"，眼睛紧盯住每个具体症状，思维也盲目、机械地跟在症状后面绕圈子，越想越糊涂，既像这种病又像那种病，或既不符合这种病，也不符合那种病，无所适从，最后只得归结到每个症状上去。思路既已混乱，诊断当然无法正确，治疗法则无法成立，无可奈何，只有按症状用药，即有一个症状便用几味药。至于病状是如何产生的，来源于何脏何腑，是虚还是实，是寒抑或是热，也无法辨析，最后才发现有许多自相矛盾的地方，无法解释。这是初次接诊病人时，多数人必经历的阶段，丝毫不足奇怪。

认识论告诉我们，对事物的认识过程，总是由不知到知之不多，然后到知之较多，到较为丰富。理论和实践相结合也有一个过程，绝不可能把书本知识与实践相结合时，开始就运用得十分纯熟，准确无误。在生产实习时，我们要求尽快地把这个过程缩短。如果想尽快掌握"辨证论治"，提高疗效，就要竭尽全力突破这一"关"，否则有停滞不前，"作茧自缚"的危险。因此，在临证之际，首先要考虑到全身脏腑气血的情形是怎样的，四时气候，地土方宜等外界环境对人体有什么影响，人的精神状态如何，然后再分析某一症状在此时居于什么地位，是怎样产生的；在许多症状中，哪一个或几个是主症——矛盾的主要方面。哪一个或几个是伴随而来的兼症——矛盾的次要方面。一定要弄清楚它们之间的关系，切忌孤立地看待每一个症状。分清楚了主次、缓急，诊断即可成立，治疗就有了明确的方向。待主要矛盾解决了，原来属于次要的矛盾也许随之解决，或者上升为主要矛盾，那么，再集中力量解决它就行了。那种不分主次，不辨缓急，想在同一时间内面面俱到地解决所有的矛盾——病痛，固然用心是好的，往往"事与愿违"、"欲速则不达"，无法使良好的愿望变为现实。那种眉毛胡子一把抓的办法，乍看似乎是有全局观点，整体观念的，实际却不然。只看重每个局部而看不到全局，不适当地夸大了局部的重要性，背谬了"辨证论治"的精神，叫做只见树木不见森林。临床实践告诉我们，不论几脏同病，症状如何错综复杂、危重，只要全力找出起主导作用的一脏或主症，紧紧抓住它（一定要认清抓准），用"补偏救弊"的方法予以治疗，必然获效。

要知道，看一次病，开一张处方就想解除全部的病痛，是根本办不到的，因为药效和机体的抗病能力都是有限的。那么，集中力量解决主要矛盾（并不排除次要矛盾，只是分别主次，先后不同而已）的做法，是否过分的突出了主要矛盾而忽视了整体呢？我认为绝不是的，这样做恰恰是从整体观念出发，胸怀全局，突出重点，集中优势兵力打歼灭战的科学方法。

二、以八纲辨证为基础

脏腑辨证是以内科杂病为主要对象的，是以脏腑经络学说为基础的。通过中医基础理论的学习，知道四诊是诊察疾病的有效手段和方法；八纲辨证是辨证中"执简驭繁"的纲领，用八纲可以分析、归纳疾病的类别、部位、性质及邪正的关系，然而八纲辨证只能得到笼统的概念——阴阳、表里、寒热、虚实。仅仅凭借这种抽象的概念，是不能够也不可能据此对疾病进行有效治疗的。临床实践要求我们，既要了解疾病的阴阳类别，又要弄清楚具体病变是发生在哪一脏或哪一腑；是阴证或是阳证；是哪一脏哪一腑的表证或里证；哪一脏或哪一腑的寒热；或哪一脏腑的正虚，哪种邪实。也就是说八纲辨证必须结合到具体脏腑才有具体的实质内容。此后，才有可能进行"有的放矢"的正确治疗。在分析具体病情的时候，只有脏腑辨证才能胜任。这样做决不意味着八纲辨证和脏腑辨证是对立的，互相排斥的。恰恰相反。二者之间的关系是"相辅相成"的、"相得益彰"的。

诚然，对疾病的审查辨别，最终是要落实到脏腑上的，这是无可置疑的。可是把什么具体内容落实在脏腑上呢？当然是阴阳、表里、寒热、虚实的八纲具体内容了。倘若不是以八纲为基本内容，脏腑辨证又从何谈起呢。当一大堆症状摆在我们面前时，却无法辨别清楚它们的阴阳、表里、寒热、虚实，只知道这一症状是某一脏功能失调产生的！那一症状又是另一腑功能失常所致的。那么，这一症状是在表还是在里，那一症状是属寒还是属热，是正虚还是邪实呢？对这些基本内容搞不清楚，辨证就无法称之为精细确切，同样会被复杂的症状

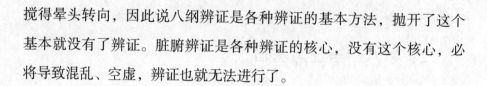

搅得晕头转向，因此说八纲辨证是各种辨证的基本方法，抛开了这个基本就没有了辨证。脏腑辨证是各种辨证的核心，没有这个核心，必将导致混乱、空虚，辨证也就无法进行了。

三、脏腑经络学说是核心

任何一种疾病的发生，都是由于脏腑功能失调后产生的新关系——异常关系。由于脏腑功能不同，它们产生的病证也就随之而异，这就是我们特别注重脏象的真实用意。比如一个工人修理一件机械，首先要知道机械构造的原理，每个机件在一部完整的机器中起着什么作用，在正常情况下是如何运转的，发生故障时又有何种变异，应该如何进行修复，如果没有这些最基本的知识，是无法动手修理的。诚然，人体是有生命活动的有机体，脏腑也不同于机器上的原件，医生诊疗疾病也不等于工人修理机器，但其中的道理却是相同的，并无原则上的区别。

医生在诊查疾病时，首先要知道人体的正常生理，每一脏腑在人体内的正常功能是哪些，脏腑之间的关系又是怎样维持联系的，一旦人体遭受了致病因素的侵袭，又会出现哪些反常的现象，不同的致病因素又有什么特殊的表现等等。医生根据病人诉说症状来判断疾病，就叫做辨证，这就是脏腑辨证的理论根据。所以，只有了解各脏腑的生理功能，熟悉脏腑的病证规律，才能正确地运用到临床实践中去。从脏腑功能的变异推测脏腑的病证，进一步用八纲分析脏腑的阴阳、表里、寒热、虚实，乃是掌握脏腑辨证的最基本的方法。虽然这种方法原始而简单，远不如现代医学能直接窥查病变的实际情况那样一目了然，可是，这种"有诸内，必形诸外"的理论，确实是一种朴素的辨证方法，能够经得起长期实践的考验。千百年来，中医运用它抢救了病人的危亡，有不可磨灭的功绩，在未创造出新型医学的诊查方法之前，还是需要沿用的。

脏腑之间的联系是密切的、复杂的，又是相互影响的，这就决定了病证的表现也是复杂多变的。既有单纯一脏或一腑生病者，又有二脏或二腑以上同时生病的；有因此脏生病影响到彼脏者；而且往往是虚实寒热参合更迭的。为了叙述和记忆的方便，先从简单的讲起，然后阐述二脏以上的合病。这样由简到繁、由浅入深，理论联系实践，对初学者是必要的、有益的。可以为以后深入研究奠定扎实的基础。

第六章　脏病辨证

一、心病辨证

　　心的生理功能是主血脉和神志。在病理情况下，自然也就表现于血脉的运行障碍和神志变异两个主要方面。就其致病因素讲，除外感热病中的热入心包（热扰心神或痰热蒙闭心窍）外，多责之于内伤，其中又分为本脏病和由他脏功能失调而导致的。属于心本脏病者，多为先天禀赋不足，或年老体衰，脏气虚弱、或思虑过度，伤及气血神志者；由于他脏之病而累及者有：病后失于调养；或汗、吐、下及各种出血性疾病伤损气血而继发者；或由情志抑郁化火生痰者；或因气滞血瘀者；或因饮邪犯及心阳者。因于本脏者虚证为多；继发于他脏病后者以实证或实中夹虚者为常见。所谓虚指的是正气虚弱，也就是阴阳气血不足，实指邪气盛，即痰饮、邪火、气滞、血瘀。（不包括继发于他脏病伤及气血而造成的心病）。治疗时宜针对致病原因，虚者宜补益，实者当攻邪。至于二脏合病则另立专章叙述（下同）。现按虚、实分类概述于下：

虚　证

1. 心气虚

主症主脉：心悸、气短、体倦乏力、劳累后加重、面色㿠白、自汗、舌淡体胖嫩、苔白、脉虚。

2. 心阳虚

主症主脉：心悸、气短、形寒肢冷、面色苍白，心胸闷胀、舌淡或暗紫，脉细弱或结代。

综观上述二证，心气虚者是在心虚的基础上伴有气虚的症状，心阳虚者是在心虚的基础上伴有阳虚证候。气属于阳的范畴，可以说心阳虚是心气虚进一步恶化的结果。一般是先有心气虚，然后演变成心阳虚。假如病情继续恶化，则成为心阳暴脱，病势最为凶险，这是辨证的要点。

在解释病理机制时，首先要复习气和血的关系。心主血脉，血液的运行则靠阳气的推动，即"气为血帅"的意思。阳和气都代表功能，阴血代表有形物质。当阳气不足的时候，阴血便无法正常运行（此时阴血也有损耗，只是阳气虚弱占据了主导地位而已），因此心中感到空虚悸动。原本气虚，必有气短促、体倦乏力。劳累后气血需要量比安静时为多，供需不符，故症状加重。汗为心液，阳气虚弱、腠理不固、则不能敛汗，津随阳泄于外，轻者自汗，重者大汗淋漓；阳气虚弱不能充分鼓动血液上荣于面，故面色㿠白，阳气虚弱严重的时候则面色苍白（青而兼白）。更严重时刻发生心力衰竭，口唇变为青紫（因缺氧而发绀）。心阳虚则胸阳不振，血脉发生瘀阻，故心胸闷胀。阳气不足失却温煦之性则形寒肢冷，阳气极度衰惫则出现四肢厥逆。舌为心之苗，

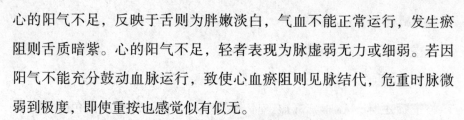

心的阳气不足，反映于舌则为胖嫩淡白，气血不能正常运行，发生瘀阻则舌质暗紫。心的阳气不足，轻者表现为脉虚弱无力或细弱。若因阳气不能充分鼓动血脉运行，致使心血瘀阻则见脉结代，危重时脉微弱到极度，即使重按也感觉似有似无。

治法：心气虚者当补心益气，方用《证治准绳》养心汤加减。心阳虚者宜温通心阳，方选苓桂术甘汤加味。脉结代者用炙甘草汤辛润通阳，气血双补而通利血脉。心阳暴脱者宜回阳救逆。四逆汤、回阳救逆汤依病情需要酌情选用。

3. 心血虚

主症主脉：心悸不安，面色不华，头晕目眩、唇舌淡白、脉细弱。

4. 心阴虚

主症主脉：心悸不宁、心烦少寐、头晕目眩、耳鸣盗汗、五心烦热、舌红少津、脉细数。

血属阴类，故二症见证有许多相同之处。多由于血液化源不足，或继发于多种失血证之后，或劳神过度，阴血消耗所致。辨证时要注意到这些致病因素，以便除去病因，庶可治其本。心主血脉，其华在面。血虚不能养心则心悸不宁；血虚不能上荣于面则面色不华，唇色淡白；血虚不能上营于脑则头晕目眩。倘累及肾阴，不能上交于心，致心火旺盛，虚火扰动心神则心烦而悸，不能安寐；阴亏于下，阳亢于上则作眩晕耳鸣；阴不制阳，虚热内生，故见五心烦热；汗为心液，虚火劫阴，迫津外泄则盗汗；血液亏损，不能充盈脉道则脉细而弱；虚阴为虚火鼓动则脉兼数；阴虚血少，不能上承，复被虚火劫伤，故舌红少津。

治法：心血虚者以补养心血为主、健脾益气为辅，充养生血之源，始能助长心血。方用归脾汤。心阴虚以滋肾阴、清心火为主，养血安神为佐。阴虚占主导地位者用补心丹；虚火亢盛者用朱砂安神丸。补阴不忘清火，清火之际不可忽视养阴，药证方为合拍。

辨证时应该注意到二者的共同见证。心血虚者可从颜面唇舌的色泽变化测知血虚的存在；心阴虚者必有一派阴虚火旺的表现。一般说来心阴虚者血必虚；心血虚者也能导致心阴虚，这样就可以"执简驭繁"，抓住疾病的要害了。

5. 心神不宁

主症主脉：心悸、善惊易恐，坐卧不安，多梦易醒、脉虚数。

此证多由情志变化所致，或心脏本虚，加之卒然受到惊恐的刺激，致使心不藏神，发为心悸，少寐多梦、遇事易惊。所谓善惊是指处于同一环境之中，他人不以为异，患者却惕惕不安，查其心脏却无器质性病变，相当于现代医学的神经官能症或阵发性心动过速。

治法：以镇惊安神为主，同时做好政治思想工作。方用安神定志丸依证加减。

辨证时要注意到每每因情志激惹而引动这一特点。平素精神过敏，善于猜疑，可从询问中获得这方面的资料。

附：水气凌心

主症主脉：心悸气短，头晕目眩，气上冲胸，胸中满闷，咳嗽痰白而稀，或小便不利，肢体浮肿，筋惕肉瞤、苔白滑、脉沉弦。

此证是因水气影响到心而发生的病变。由于脾肾阳虚，气化障碍，至使水液不能排出而滞留体内变生痰饮、水肿。水气上逆，停聚胸膈，阻碍心阳、心阳不振，清阳不升则出现以上证候。

治法：温阳利水，方用苓桂术甘汤或真武汤依证情需要加减化裁。

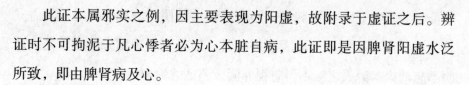

此证本属邪实之例，因主要表现为阳虚，故附录于虚证之后。辨证时不可拘泥于凡心悸者必为心本脏自病，此证即是因脾肾阳虚水泛所致，即由脾肾病及心。

实　证

1. 心火亢盛

主症主脉：心中烦热、急躁失眠、口舌糜烂疼痛、口渴、尿赤热涩、脉数、舌红。

心火炽盛，郁于心中，不得外达，故心中烦乱而有热感，此种热与虚热相比，不仅有性质上的不同，而且热的程度也严重。邪盛而正不虚，其热必然亢盛，犹如熊熊烈火与灯烛之火相比，其势自见盛衰。心神被邪火扰动，白昼则性情急躁，夜晚则不能安寐。心气通于舌，心火炎上则见口舌糜烂疼痛。火邪灼伤津液，故见口渴。热随尿液排出则尿赤热而艰涩。血络被火邪灼伤则溲血。热激血液，流速加快，见之于脉则为数（数而有力）。火炎于上则舌红。

治法：清心泻火，方用导赤汤或泻心汤，导热下行，从二便排出。

辨心火亢盛时，首先要认识清楚，此火乃是邪气有余的实火，与阴虚火旺的虚火有霄壤之别，应该着眼于"亢盛"二字，才能深刻理解其发病机制。在致病因素中，火邪最属利害，其性炎上，最能伤阴。现在需要讲清楚的是，在外感热病中热入心包、痰热蒙闭心窍和内伤疾病中的痰蒙心窍，都会出现神志症状，而心火亢盛则无，这是什么道理呢？主要在于邪热的程度不同，同时也没有夹痰的缘故。

2. 心血瘀阻

主症主脉：心悸、心痛、时作时止，痛引臂内，重者肢冷，面、唇、指甲青紫，舌暗红或有瘀紫。脉细微或涩或结代。

心血瘀阻，脉道不利，心失所养，故心悸不安。血瘀气滞，心阳被遏，清阳失展，轻者只感到胸闷不适，重者心暴痛，昏死不知人事。心经之脉循臂内，故痛时向左臂内放射。经隧脉道不通则痛，通则痛止，故时发时止，倘脉道闭塞不能通利则痛死。脉道被血所瘀阻，气血不能畅行，故面、唇、指甲发生青紫，舌见暗红或有瘀紫之色。血瘀于经隧，阳气不得伸展，故四肢厥冷，轻者不过踝腕，重者可超膝肘。血脉痹阻，血流不得畅通，轻者脉见微细，重者脉涩或结代。

治法：活血化瘀。"通则不痛"。方用血府逐瘀汤。待痛停止后，再事调理。心阳衰微的危证，用回阳救逆汤，回阳固脱，益气生脉。证情轻浅者，一般用瓜蒌薤白半夏汤加减，以通阳化瘀。

辨证时要紧紧抓住心痛和青紫等瘀血的特征。心痛的程度差别很大，轻者仅有胸部憋闷的感觉，严重者可痛死昏不知人。时间的长短也有很大的差别，轻者数秒钟，重者可持续数小时。典型的心痛放射至左臂内侧。对平素经常发生心悸的患者，若出现胸闷或疼痛时应该特别注意。现代医学冠心病发生的心绞痛多属此型，辨证时应结合现代医学知识和各种检查指征，作为中医辨证的借鉴。

3. 痰火扰心

主症主脉：心烦心悸，口苦失眠，头痛多梦，重者语无伦次，哭笑无常，狂躁妄动，甚则骂詈叫号，不避亲疏，毁物殴打，苔黄腻，脉弦滑数而有力。

此证多被列入狂症范畴，多为暴怒伤肝，肝火旺盛，鼓动痰热，痰与火结则为痰火，痰火上扰于心，神不守舍，轻者见心烦心悸，多梦失眠，头痛目赤，口中作苦。重则痰火蒙闭心窍，心神不能自主，故出现一派神志错乱，精神失常的证候。苔黄为热，腻为痰，黄腻同现则为痰热互结。脉弦滑俱为痰的反映，数为热。痰火虽盛而正气不虚，故脉象有力。至于本证的发生，虽与神志有关，病因病机多为风痰气逆所致。

治法：清心泻火，涤痰开窍。方用涤痰汤、生铁落饮、或礞石滚痰丸、安宫牛黄丸之类依证选用。

4. 痰迷心窍

主症主脉：神志错乱，意识不清，或自言自语，如呆若痴，举止失常，严重者可突然昏仆，不省人事，喉中痰鸣作响，脉沉弦滑、舌苔白腻。

肝气不舒，脾失健运，痰湿乃生。痰气交结，蒙闭心窍，神志不能自主，故发生精神异常之证；若肝气夹痰上涌则发病急骤，可突然昏倒，不省人事。痰鸣作响乃是痰涎上泛的确征；弦滑之脉皆主痰，腻苔也是痰浊的表现。

治法：病势急迫者，先用苏合香丸芳香开窍，然后用顺气化痰汤，理气解郁、化痰开窍，一般用涤痰汤加减，涤痰开窍。

痰火扰心和痰迷心窍有共同之处：一是因痰而发病；二是除心本脏外尚与肝气有关；三都有精神失常的证候。不同之处：一为痰火合邪，一为仅有痰而无火。在临床表现痰火合邪者为狂，属实，痰迷心窍者为癫，虽不完全属虚，其势也比狂为轻（狂证日久失治，也有致虚者），故有"文癫武狂"的说法。值得提出的是痰火扰心，与邪陷心包，二者都是痰热合邪，蒙闭心窍，都有神志证候，稍不注意分辨可能混淆。其区别在于：一、痰火扰心多为情志内伤发生的痰火，并不是外邪内陷，故无高热等邪热炽盛的表现。二、外邪陷入心包为邪热内陷，灼液为痰，痰热阻闭心包，神志被蒙，此时发热依然存在，并非情志内伤造成的痰火。一内一外。病机当然不同。然而在治疗法则上却有相同之处，都应采用涤痰开窍，清热的办法，在辨证论治时不可不备此一格。

二、肝病辨证

肝的生理功能是主藏血，主疏泄，并与情志、筋和眼目有密切关系。在病理情况下，当然也就表现在这些方面的变异。临床习惯将其分为虚、实二大类型，尤以实证为多见。实证多因情志所伤、肝气郁结、郁久化火；或因寒邪侵袭、留滞肝脉。虚证皆因肾阴不足，肝失濡养；或因肝血不足（原因是多方面的），阴不潜阳，造成虚阳上扰。总之，肝病多以风的形式出现，即所谓"诸风掉眩，皆属于肝"。因此，在辨证时见到有关"风"的证候，就要联系到肝，然后进一步辨别虚实寒热，施以正确的治疗。在内科范畴中，许多疾病是与肝气郁结有密切关系的，是值得特别提出的。由于郁结的程度不同，表现的形式也就有所差别。有些疾病可在肝病辨证中叙述，有的则分别列入其他有关章节。固然，治疗应本着属实者予以疏泄，虚证当用补益之法，但是，时刻都要顾及肝的特性——喜疏泄条达而恶抑郁。故在补益时也要参合疏肝理气之品，乃是定理。

实　证

1. 肝气郁结

主症主脉： 胁肋胀痛，胸闷不舒，善太息，神情沉默，不欲饮食、或口苦呕逆，腹痛便泄，便后不爽，头晕目眩、苔白、脉弦。

肝体阴而用阳，性喜伸展条达。如果情志不畅，暴怒伤肝，疏泄无权，致使肝气横逆，气机阻滞，气血郁结。肝脉循布胁肋，故胁肋胀痛，满闷不舒。善太息（叹气），欲借深呼气畅通气机。郁结日久，血瘀不通，则胁痛如刺，实为因气滞发展到血瘀，即"久病入络"之意。病发自情志不遂，致使肝气郁结，故患者情绪沉默；肝郁气滞，疏泄无权，胃失和降，轻则不思饮食，重则出现呕逆，郁久化火则见口苦舌酸，气郁化火而上扰则头晕目眩；肝强乘脾，气机失调，脾失健运，清气不升，故腹痛泄泻，每因情绪波动所触发；又痛并非因有形积滞所致，故泄泻不爽快，痛并不因粪便排出而减轻。脉弦为肝脉自旺的表现。

治法：疏肝解郁，方用柴胡疏肝散加减。

附：积　证

主症主脉：积块固定不移，或痛或胀，或时有寒热，形体日见消瘦，饮食减少，体倦乏力，面色不华，舌青紫，脉弦滑。

气机郁滞，脉络不和，气滞血瘀，积而成块，故定而不移；初起积块不坚，故胀多于痛；日久气结不利，血瘀日甚，故痛多于胀；气结血瘀，营卫失和则作寒热，气机不利，血瘀成积，致使气少血衰，中气不足，脾失健运，故饮食减少；水谷精微不化，难以充养肌肤，故形体日见消瘦，肢体困倦，面色不华。内有瘀血阻滞则舌见青紫；血虚肝旺夹郁则脉见弦滑。

治法：通气化瘀，兼顾正气。新病体盛者以攻邪为主，方用五积散或大七气汤。久病体衰者宜攻补兼施，方用膈下逐瘀汤或鳖甲煎丸，兼服六君汤调理脾胃。虚证显著者以扶正当先，方用八珍汤合化积丸。

附：聚　证

主症主脉：腹中气聚、攻走疼痛、时聚时散、苔白、脉弦。

情志不遂，肝气郁结，或因痰食阻滞，或因寒滞络脉。致使气结不行，聚而成形。气阻则发为疼痛，气通则散，故时聚时散，攻走作痛，脉弦为气盛有余之象。

治法：行气消聚，方用木香顺气散依证加减。

积聚也有称之为症瘕者，一般说瘕聚病在气分，病势较轻，正气多不甚虚，易于图治；症积病在血分，形成较渐，病势较重，治疗颇难速效收功。况症积之证，多伴有气滞，治疗时要看体质情况，采用先攻邪，后补虚；或攻中寓补，补中兼攻，最后以调理脾胃全功。

附：气　厥

主症主脉：突然昏仆，不省人事，四肢厥冷，口噤握拳，胸满气梗，喉中有声，脉伏或沉弦。

肝气不舒，气机逆乱，上壅心胸，蒙闭神志则突然昏仆，不省人事；气机闭塞，壅遏心胸则胸闷气梗，口噤握拳；气欲外泄，故喉中有声；气机闭塞，阳气不能外达则四肢厥冷；气闭于内压抑脉道则脉伏，肝气郁结则脉见沉弦。

治法：疏肝解郁，方用五磨饮子或木香调气散依证加减。

厥证有气、血、痰、食之分，其中又有虚实之别，此证仅为气厥属实者，多因暴怒之际，气机逆乱，血随气逆，壅塞心胸，痞塞气道，或夹痰夹食，使诸窍不利。至于因气虚不能上承，清阳不展而发生的昏厥则不在此例。此证应和痫证相鉴别，痫证发作可自行苏醒，嗣后并无明显痛苦。此证却不然，还可以追询既往病史得到证实。

2. 肝火上炎

主症主脉：头痛欲裂，头昏目眩，面红目赤，口苦尿黄，耳鸣耳聋，甚则怒至发狂。或吐血、衄血。舌红苔黄，脉弦数有力。

情志不畅，肝气郁结，郁久化火，所谓"气有余便是火"。火随气升，上扰于头，故头痛欲裂，势如刀劈；肝火扰胃气则伴有呕吐；肝火犯及肝脉则伴有胁痛。火性炎上，扰乱清空则头目眩晕。火热之性外现则见面红目赤；火随气窜，壅塞于耳，轻者耳鸣，重者耳聋失聪，因火为实邪，多突然发生，声如潮涌，阵作阵止，按之不减（是和虚证耳鸣区别的重要标志）。火盛伤阴，津液灼伤则尿黄口苦；火性急迫，其势最烈，本因情志郁结化生，肝火扰动心神，故发怒如狂；肝火灼伤络脉，迫血妄行，则发为吐衄之证，其特点是血涌量多，冲口而出；苔脉俱为火热之邪所为。

治法：清泻肝火。方用龙胆泻肝汤或当归龙荟丸。

此证有一派火邪炽盛的表现，不至于误诊。辨证可从头痛如裂如劈，面红目赤，得到确诊的依据。

3. 肝阳化风

主症主脉：头痛眩晕，肢麻震颤，舌体歪斜或颤动，甚则突然昏仆，舌强语謇，或半身不遂，舌红苔黄，脉弦。

肝郁化火，阳气暴张，风阳内动上犯清空则见头痛眩晕；或夹痰走窜经络则肢麻如蚁行，或震颤摇动，可舌体歪斜颤抖；由肝病累及心则见突然昏仆，不省人事；风痰阻络则舌强语謇，半身不遂。此种现象多见之于高血压危险或脑血管意外之际，为中风的先兆，病势鸱张，尤需严密观察，积极治疗，防微杜渐。

治法：平肝息风，方用羚羊钩藤汤加减。如已成为中风则按中风治疗。

在肝风内动中，尚有热极生风（见热入心包），血虚生风（实为肝阴不足，见虚证有关章节），两种类型，此处予以省略。

肝阳、肝火、肝风其发病机制同出一源，皆由肝气郁结所致，它们仅是病情轻重程度上的差别，并无本质上的不同，属于实证者十居八九，临床见证多以混杂形式出现，只要有二三主症存在就可成立诊断，不必各证悉具，治法上有所侧重而已。

4. 寒滞肝脉

主症主脉：少腹胀痛，牵引睾丸，或睾丸坠胀，或阴囊冷缩，舌润苔白，脉沉弦或迟。

肝脉络于阴器，上抵少腹。阴寒内盛，阻滞肝脉，寒主凝闭，经脉不通则少腹胀痛，牵引睾丸；寒主收引，经脉凝闭则睾丸大下坠，或阴囊冷缩。胀痛之作源于寒邪为害，所以得温即可缓解为特点。舌润苔白为寒。脉沉为病在里，迟为寒，弦为痛，都是阴寒内胜之象。

治法：暖肝散寒。方用暖肝煎加减。

疝病名称很多，病机复杂，从病变部位看，乃任脉和肝脉所循之处，因此张子和说："诸疝皆归肝经"。在治疗疝病时除对寒、热、痰湿、气虚不同病因立法用药外，大多加入疏肝理气之品，确为行之有效的经验之谈。

虚 证

1. 阴虚阳亢

主症主脉：头痛、头胀、眩晕、耳鸣、耳聋、口干咽燥、两目干涩，失眠健忘，肢麻震颤，或昏厥、痉挛、舌红少津，脉弦细。

阴阳保持着平衡（相对）状态乃为正常，一旦发生阴血亏损，虚阴便无法制阳，临床见证往往是标实掩盖了本虚。辨证时首先要弄清这个基本概念。阴虚不能潜阳，致使肝之阳气扰上、血随气升，充塞清空，轻则头胀，重则头痛（以巅顶为著）。头目眩晕，身飘忽欲仆，不欲见人，这些都是标实阳亢的表现；肝肾虚亏，清窍失养，轻者耳中鸣响（其声低细，按之可减，其来也渐），重者耳聋重听。阴虚不能充养于脑，加之肝阳扰动心神，故有失眠健忘之作；虚阴复被阳扰，阴分益亏，故有口干咽燥，两目干涩；肝藏血、主筋，阴血不足，筋脉失却濡养，故肢麻或震颤，此为肝风将作的先兆。倘因情志不舒，暴怒伤肝，血随气逆于上，壅遏神志则发生昏厥、痉挛。亢阳伤虚阴，故舌红少津；肝之阳气有余而阴血不足，见之于脉则为弦细。

治法：柔肝滋肾，育阴潜阳。阴虚显著者方用杞菊地黄汤加潜阳之品。阳气偏亢者用天麻钩藤饮加减。

高血压病以此型最为多见。辨证时应将阳亢的标实与肝火上炎的证候加以区别。此证的标实（阳亢）是发生在本虚（阴虚）基础之上，因而见证比纯属实火者为轻，也次于肝阳化风之证。更主要的是有阴虚的见证。此证和肝火上炎，肝阳化风都有眩晕，属实者多伴有面红目赤，性急易怒。属阴虚者多伴有两目干涩，并以闭目不欲见人为特征。只要留意到这些情形就不至于被标实迷惑而忘记了本虚。

2. 肝阴不足

主症主脉：眩晕头痛，耳鸣耳聋，麻木，震颤，夜盲，舌红少津，脉细弦数。

肝为刚脏，功主藏血，然血为肾精所化；肾阴不足，必影响到血的化生，血不能养肝则见肝阴不足，肝血不足则不能濡养清窍，充溢清空，故头痛绵绵（此区别于实证之如裂如劈），眩晕欲仆，不欲见人。耳鸣耳聋是因阴血不足，清窍失养所致。阴血不足，不能充养肌肉，故见肢体麻木（麻者多为气虚所致，木者多为血虚所为。麻轻而木重，倘肢体某一局部出现麻木，则为顽痰死血阻滞经络）。血虚不能养筋则见肢体震颤，动摇不定，甚则痉挛拘急。肝开窍于目，"肝受血而能视"，故肝血不足时必定要影响到视力，白昼则两目干涩，夜晚则视物模糊，甚则成为夜盲之证。阴虚则舌红少苔而津液缺乏，脉弦细而数也是阴血不足的反映。

肝阴不足和阴虚阳亢的鉴别：两者都有阴分不足的见证。而阴虚阳亢则伴有阳亢标实的现象；肝阴不足者仅是一派阴虚亏损的表现，而无阳亢的见证。临床可以见到单纯为肝阴不足者，更多是伴有不同程度的阳亢证候。

在肝病辨证中。眩晕成为实证和虚证的共同见证，固然，辨证时要结合伴随出现的其他脉证决定属性，单就眩晕分虚实，依笔者浅陋经验是：凡闭目不欲见人，恶闻人声者多属虚；烦躁易怒者实证居多。辨肝病应时刻结合肝的特性、狠抓一个气郁和风（眩晕、麻木、震颤、抽搐、痉挛），然后再分辨它们的虚实寒热，治疗时立法用药就有了明确的方向。此外，从询问患者性情变化，如急躁易怒者多会导致肝郁气滞，许多经验丰富的老医生就是从这方面探查病因的，采用疏肝解郁的办法可以提高疗效。

三、脾病辨证

"脾为后天之本"，主运化水谷精微和水湿。并且有益气、统血、主肌肉、四肢等重要功能。人体生命活动得以正常进行，必仰赖于营养物质的供给，而营养物质的生成，基本上是依靠脾的运化功能。脏腑功能的发挥，也是以脾所运化的水谷精微作为物质基础的。因此，在脾功能失常的情况下，对其他脏腑的影响是很大的，这就是古代医家特别重视脾胃的原因。在治疗慢性疾病尤其是治疗虚弱疾病时，显得特别重要。不论补气还是补血，补阳抑或补阴，时刻都要顾及到脾胃。即使在治疗急性病或实证时，在遣药立法的时候无疑也是要尽量避免伤胃败脾。一切疾病的善后调理更是从调理脾胃入手，方能促进机体恢复健康。脾病有寒热虚实的不同，临床上以虚寒为多见。脾病的致病因素是多方面的，有脾胃自病如饮食劳倦，继后影响到其他脏腑者，又有因其他脏腑功能失调而累及于脾胃者，也有为外邪所中伤者。不论病因为何，必然表现在运化功能失健，嗣后变生出许多疾病。这是辨证时应该抓住的要点。当然，这并不意味着只着眼于脾病的辨证论治，不需要研究其他脏腑的具体情况了，倘真如此，就陷入了"补土派"的狭小圈子了。

虚　证

1. 脾气虚弱

主症主脉：纳食减少，食后腹胀，大便溏薄。或小便不利，肢体浮肿。多伴有身倦乏力，气短懒言，面色萎黄。舌质淡嫩，苔白，脉缓弱。

素体虚弱、劳倦（忧思）内伤、饮食失调，均能造成脾气虚弱。阳和气均为功能的表现，脾气虚也就是脾的运化功能衰弱。为了减轻负担使脾气得到恢复，故饮食减少。食入即胀，此种胀满为脾失健运所致，并非痰饮及宿食阻滞，所以没有更多的消化道症状。这是辨证的关键。脾气虚弱，不能升清气于上，清浊相混，并走大肠则大便溏薄（必无灼肛的热象）而不甚恶臭。脾气虚弱，不能运化水湿，致使水湿留滞，故小便不利；水湿溢于肌肤则作浮肿。脾虚不能化生精微，气血来源不足，脏腑失养，故身倦乏力，气短懒言。脾主肌肉，气血化源不足，不能上荣于面，故面色萎黄。气血不足则舌质淡白胖嫩。气血不足，脉道不充，故脉见弱，夹湿则兼见缓象。

治法：健脾益气，方用香砂六君汤或参苓白术散加减。

2. 中气不足

主症主脉：除具有脾气虚的主症外，尚有子宫脱垂、脱肛、胃下垂、疝气等脏器下垂的见证。

中气不足也就是脾气衰弱进一步发展而成。脾气虚弱，中气不升，难以举托内脏，内脏失其依托则下垂，此时主要责之中气不足，但也与肾有关（肾主二阴），其他证候则与脾气虚相同，不另作解释。

治法：补益中气。方用补中益气汤。据笔者经验，补中益气汤中加入补肾阳和固涩药物，效果更佳。

脾气虚是脾病中虚证的基础。如果脾气虚弱到一定程度时，造成中气下陷，即为中气不足。虽然有时没有内脏下垂的证候也可以称之为中气不足，习惯上把中气不足和脾气虚同等看待，并不是奇怪的事。

3. 脾不统血

主症主脉：饮食减少，倦怠乏力，气短面黄，肌衄、便血，妇女则为崩漏、舌淡、脉细弱。

脾的功能实际上包括了现代医学中的脾和绝大部分消化系统的功能。就其运化水谷精微而论，指的是小肠的吸收营养物质的功能。脾（现代医学的脾）在血液系统中占据的重要地位，是尽人皆知的，不再引录。中医认为脾气虚弱，运化失常，气血的生成受到影响，由于血液生成不良，血液的正常成分发生改变，就容易出现出血性疾患。中医把皮下出血称之为"肌衄"，（血小板减少性紫斑属此，过敏性紫斑则为热毒所致）。便血、崩漏（量多而急者为崩，量少淋漓不尽者为漏）的原因是多方面的，此处仅为因脾气虚所致者，当结合其他见证详辨，苔脉和其他见证与脾气虚相同，不再重述。

治法：健脾益气摄血，方用归脾汤之类。

4. 脾阳虚弱

主症主脉：饮食减少，身倦无力，气短懒言，面色萎黄，腹中冷痛，得温则减，口泛清水，形寒肢冷，便溏溲清，苔白舌淡，脉沉迟。

脾阳虚多由脾气虚发展而成，或因过食生冷，或因过用寒凉药物，致使脾阳不振，运化无权，故在一派脾气虚弱的基础上，增加了阳气虚的见证。脾阳虚弱，中寒内生，寒胜则凝，经脉痹阻，故腹中冷痛。寒遇温则解去故痛减，所以病人喜欢温汤热饮和热敷，欲借外热胜内寒。中阳不振，运化迟缓，水湿停滞，上泛而口流清水（涎为脾液），下行则便溏溲清（以此区别于热）。阴寒偏胜，清阳不展，不能温煦，故形寒肢冷。沉脉主病在里，迟为寒。

治法：温运中阳。方用理中汤之类化裁。

辨证时重点在腹中冷痛，得温则减和形寒肢冷，脉沉迟。只要在脾气虚的基础上出现了这些证候就可以确定为脾阳虚。

脾气虚和脾阳虚并非本质上的不同，仅是病势轻重差别而已。气属阳的范畴，所以脾阳虚多由脾气虚迁延失治发展而成为阳、气俱虚。因此，比脾气虚为重，致病原因也稍有不同：过食生冷或过用苦寒药物损伤脾之阳气。中气不足和脾不统血也基本相似，不同之处为：一有内脏下垂，一有诸种出血证候。然而，治疗原则却大体相同。总之，在辨脾病虚证时应以脾气虚为主要的纲领，结合其他类型为目，就能"执简驭繁"地进行辨证论治了。

实　证

1. 寒湿困脾

主症主脉；脘腹胀满，头身困重，食少泛恶，便溏稀薄，口腻不渴，苔白腻，脉迟而濡。

本证的成因有二：一为外感寒湿，二为内湿过盛，中阳被遏，导致寒湿困脾。辨证的重点应在寒湿合邪。脾喜燥恶湿，湿盛则中阳受困，运化受阻，故脘腹胀满。脾运不健，食入难化，故饮食减少，甚则泛恶欲呕，借以减轻脾的负担。寒凝湿滞，客于肌表则见头身困倦沉重。脾阳为寒湿所困，不能运化水湿，故大便溏薄，小便不利，二便俱无热感为特点。湿遇寒则凝滞，津液不化，故口黏腻而不欲饮水，苔白腻而厚。脉迟为寒，濡为湿。被外感寒湿之邪中伤者多伴有表证。

治法：温中化湿。温能胜寒，寒去则湿易化，方用胃苓汤。兼有表邪者用藿香正气散化裁。

2. 湿热内蕴

主症主脉：面目皮身俱黄，鲜如橘色，脘腹胀满，恶心呕吐，身重体倦，溲赤不利，或有发热口苦、苔黄腻，脉濡数。

此证不论外邪为患，抑或体内素蕴湿热，皆能使湿热交阻，相互郁蒸，影响到肝胆的疏泄功能，致胆汁不循正道而外溢，熏染肌肤，故面目皮肤俱黄，热为阳邪，故色鲜如桔。湿热中阻，脾失健运，故脘腹胀满，不思饮食，尤其厌恶油腻之物。湿热伤脾，胃失和降，浊气上逆，故恶心呕吐。湿热邪盛，伤耗津液，膀胱为湿热所扰，气化不利，故尿黄赤涩少（小便畅通则湿热自有下泄的出路，黄疸即退）。由于外邪者多有发热口苦。腑气不通则大便秘结。苔黄为热，腻为湿。脉濡为湿盛，数者为热。

治法：清热利湿。一般用茵陈四苓散化裁。热偏盛者用茵陈蒿汤加味。兼表证者用麻黄连翘赤小豆汤加减。不论采用什么方药，要把利小便放在首位，湿去则热无所倚，热势孤则易于清除。

湿热与寒湿只一字之差，但见证迥别。相同之处为同有湿邪为患。不同之处：有热者即见一派热象，有寒者见一派寒象（此种寒不同于虚寒的寒，实为寒湿俱盛而无正虚之象），其中以二便通利与否为重要区别标志。寒湿阻遏也能发生黄疸（阴黄），除见证不同外，黄疸色泽晦暗如烟熏是区别于湿热黄疸的重要根据。

理论上应有脾阴虚（其他四脏皆有阴虚）的类型，有的书上有此题目，仔细推敲所列举的证候，多系胃阴亏虚，在胃病辨证中予以叙述，此处省略。

四、肺病辨证

肺的功能是主气，司呼吸，外合皮毛。因此，在病理表现上为气机升降出入失常。致病因素中，外邪风、寒、热、燥均能由皮毛而入伤及肺脏；内伤因素中除肺本脏自病外，与脾、肾、肝的关系最密切。这些脏器有病，往往要累及到肺。肺既畏寒又畏热，既容易出现实证（邪盛犯肺），也容易发生虚证（本脏虚弱），或者虚实并见，因此，才获得了"娇脏"的绰号。中医泛称的气虚，若气字前不冠以它名，多指肺气虚（气滞或气逆多指肝和肺的气机不畅）。在肺病辨证时，能在气字上作出寒、热、虚、实的文章，大概就算抓住了要领。在治疗时因本脏自病者当治肺，因他脏病而受到牵累者，当分别缓急而兼顾之。因于外邪侵犯者，直接驱除邪气就可以了。在分类方面也以虚、实二大类概括之。虚证中当分出气、阴两种，实证则有风、寒、热、燥、痰之别。

虚　证

1. 肺气虚弱

主症主脉： 咳嗽无力，气短懒言，声音低怯，或语言断续无力，动则尤甚，面色㿠白，疲倦无力，自汗，或畏风寒，舌淡苔白，脉虚弱。

肺气虚的成因，多发自久咳伤气，致肺气渐损；或因其他脏的病所引起，其中以脾虚和肾虚为常见。肺病必有咳嗽。肃降失司，气逆上则喘。缘由气虚，故咳喘无力，每作咳喘则感到气短不能接续，平时因肺气虚便懒于说话，由于肺虚气弱，不能有力冲激声带，故声音低细怯弱，或者一句话几次才能说完，静止时尚感到气虚不敷所需，活动时耗气量增加，故于稍动之后症状加重。气虚不能鼓动营血上荣于面，故面色㿠白。气虚必然疲倦乏力，懒于活动，以免加重气的耗伤。肺气虚则表卫不固，故自汗，或畏风形寒（形寒兼有阳虚）。气兼阳的范畴，临床上肺气虚者多伴有不同程度的阳虚、苔脉俱为虚象。

治法： 益气固表，方用补肺汤、保元汤之类。

2. 肺阴虚

主症主脉： 干咳无痰，或痰少而黏，口干咽燥，或声音嘶哑，身体消瘦，舌红少津，脉细无力。

附：阴虚火旺

主症主脉： 除具有肺阴虚的证候外，尚有咳痰带血，午后发热、盗汗、两颧发红、舌红、脉细数。

肺为娇脏，喜润恶燥，阴虚则肺失润泽，故咳嗽虽重而无痰、或痰少而黏（此为与湿痰区别的重要标志）。阴虚则津液不能上承，故口干咽燥。肺阴不足则肺燥热郁，声带失却濡润，或久咳损伤声带，故声音嘶哑，即所谓"金破不鸣"，多见于肺结核晚期或喉结核。阴为有形物质，阴虚则形体消瘦，阴虚不能制阳，虚火内生，虚火灼伤血络则痰中带血。阴虚内热，虚火灼阴则阴愈虚；阴不能敛阳，阳气外泄则午后发热，两颧潮红如妆。患者自觉发热，测其体温多不高于正常，或仅有低热。午后属阴故多见于午后。阴液随虚火外泄，或虚热逼阴外泄则有盗汗或五心烦热。舌红少津是阴虚的表现，脉细亦为阴虚不能充盈脉道，数为虚热所鼓动。证属阴之虚亏，故数而无力。

治法：养阴清热，润肺化痰。方用百合固金汤化裁。

肺阴虚者多伴有火旺的现象，虽然虚火没有实火猛烈，可是加诸于阴虚劳损之体，也足以伤阴动血。肺气虚病情恶化，可以导致阴虚，就叫"阳损及阴"。固然，阴虚的病人多伴有虚火旺盛的见证，久而久之，也会由"阴损及阳"，结果造成"阴阳俱虚"的危险局势。事物的发展变化是多方面的，诊察疾病也毫不例外，病情的发展也可以由这一极端走向另一极端，又有什么奇怪的呢？

实　证

1. 风寒束肺

主症主脉：咳嗽气喘，痰清而稀，色白多泡，并伴有发热恶寒、鼻塞流涕、头痛身楚等表寒之证，苔白、脉浮紧。

此证为风寒袭肺，肺气郁闭，宣降失权所致。因寒性收引，故用"风寒束肺"加以形容。具体解释见伤寒和温病有关部分。

治法：散寒宣肺。一般用杏苏散加减。寒饮内阻者可用小青龙汤之类。

2. 风热犯肺

主症主脉： 咳嗽痰黄，黏稠难出。一般多伴有头痛发热、咽喉肿痛，鼻流浊涕、尿黄短赤等风热表征。严重者可见气喘息粗、鼻翼煽动等痰热交结、肺气郁闭的证候。舌红、脉浮数。温邪上受，首先犯肺；或风寒郁而化热，痰热交阻，肺失清肃宣降之权，乃是此证的病机，可参阅温病有关部分。

治法： 清热宣肺。方用桑菊饮加减。热盛痰结、肺气郁闭者可用麻杏石甘汤加味。

附：肺　痈

主症主脉： 除具有风热犯肺的主症外，尚有咳吐脓血，腥臭难闻，胸痛引背、面赤身热、烦渴引饮、苔黄、脉滑数。

热毒壅盛，蕴结于肺，气血凝结，化腐为脓，由气道排出，故咳吐脓血。脓为腐败之物，所以腥臭难闻。热蕴肺络，肺气胀满，故胸痛引背。甚则痛难转侧。邪正交争，痰热内蒸，故身热面赤，烦渴引饮。痰热鸱张，故脉见滑数，舌红苔黄。

肺痈有初期、成痈期、溃脓期之分。初期即为肺热，此处所指是成痈期和溃脓期的综合。

治法： 清热解毒，化瘀排脓，以千金苇茎汤为主方，依证加减。

3. 燥邪伤肺

主症主脉： 干咳无痰，或痰少而黏，痰吐不爽，鼻干咽燥，舌红苔白少津，脉浮细数。或者伴有发热头痛、身酸肢楚等表证。

燥为秋令，其他季节也可出现。燥为阳邪，最易伤阴，肺阴被伤，气失宣降，故干咳无痰，或痰少黏稠不易咳出。燥邪用事，肺失润泽，并非痰阻气道，所以痰少而咳重，频咳不休，引胸作痛。燥邪伤阴，

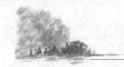

津液被伤则鼻燥咽干。津液被伤则舌苔白而不润。脉浮为表证存在的指征，细者津伤，数者为热。

治法：清肺润燥，一般用桑杏汤，燥热重者用清燥救肺汤。

燥邪伤肺和肺阴亏虚都有干咳无痰、或痰少而黏稠不易咳出等"燥胜则干"的见证。从发病原因看，燥邪伤肺为外感燥邪；肺阴亏虚为内伤津液。内外不同、病机有异。辨证时应抓住：伤于外者多伴有表证。阴本不足者必有阴虚的其他见证。如果辨证时稍有疏忽就会误诊。

对以上三证的治疗，要本着"治上焦如羽，非轻不举"的原则，用药要轻清灵活，宣通肺气，使肺气得以肃降，若迁延失治，可能演变成虚损之证，彼时则按虚损治疗。

4. 痰浊阻肺

主症主脉：咳嗽气喘，痰多色白，易于咳出，胸胁支满，甚则疼痛，不能平卧，苔白腻，脉滑数。

"脾为生痰之源，肺为贮痰之器"。诚然，病变表现在肺，根源却在于脾。痰饮阻肺，气道不畅，气失宣降，故咳嗽气喘。湿盛则痰多，无热则色白，痰多不易胶着，故咳吐容易（此为湿痰的特征）。痰阻气道，呼吸不畅，痰气交阻，攻撑胸胁，故胸胁胀满，甚则疼痛。痰湿重滞，阻于气道则呼吸之气升降出入不利，故不能平卧。脉苔俱为痰湿所为。

治法：燥湿化痰。方选二陈汤之类加减。

辨肺病要抓住咳嗽、吐痰、气喘三个主症。不仅要分别出它们的寒热虚实，而且要辨别出是肺本脏病抑或因他脏病所累及。固然，久病者多虚，暴病者多实，倘外邪留恋不去，迁延失治也能转化为虚证。

问诊时不仅要注意罹病的久暂，还要分辨症状出现的先后顺序，为的是确定为宿疾复加新感，还是新感引动宿疾，否则便会"本末倒置"，有碍治疗。

五、肾病辨证

"肾为先天之本"，主骨、藏精，为生殖发育之根源，故宜藏不宜泻。若不加固护，容易造成虚损。临床上多见虚证、很少实证。肾主水、开窍于二阴，因此，在病理情况下多表现在这些方面的变异。肾与心、肝、脾、肺四脏的联系都很密切，肾病时可以影响到四脏功能的正常发挥。反之，四脏的功能失调也会对肾产生有害作用。外感病尤其是急性热性病，也能对肾造成损害。现按阴虚和阳虚二大类分述于下。

阳　虚

1. 肾阳衰弱

主症主脉：形寒肢冷，精神萎靡，腰膝酸软，头昏耳鸣、面色淡白，阳痿遗精、五更泄泻、尿多清长、舌淡苔白，脉沉迟无力。

素体阳虚、年老体弱、久病不愈均可导致肾阳虚弱，然以房劳伤肾，下元亏损为主要原因。阳主温煦，阳虚则失却温煦之性，故形寒肢冷。元阳衰惫，故精神萎靡困顿，面色淡白。腰为肾之外府，肾主骨、督脉贯脊而督诸阳，肾阳不振则腰膝酸软并伴有冷感。肾主骨、骨生髓、脑为髓海，开窍于耳，肾阳虚则脑髓不足，不能充养清窍，故头昏耳鸣、劳后加重（耳鸣声音低细，按压可减为特点）。肾阳衰虚，不能鼓动阳事，轻则阳事不坚，一触即溃，甚则阳痿不举。女子

113

则阴中作冷，性欲减退。肾阳虚则精关不固，故无梦而精自遗泄。"肾为胃关"，肾阳虚则关门不利、犹如釜底无薪，不能蒸腾至熟，黎明之时阳弱而阴盛，故泄泻（肾泄以五更黎明前为特点）。阳虚则气化不利，故尿多清长，甚则淋漓不禁。阳虚则舌淡白，阳虚生内寒，故脉沉迟而无力，两尺尤著。

治法：温补肾阳。方以肾气丸为主，严重者可加鹿茸、狗肾等所谓"血肉有情之品"，不可滥用苦寒之品而戕伐阳气。

2. 肾气不固

主症主脉：滑精早泄，尿后余沥，小便频数清长，甚则不禁，腰膝酸软，面色淡白，听力减退，舌淡苔白，脉细弱。

治法：固肾摄气。方用大补元煎之类化裁。

肾阳衰弱和肾气不固的见证，几乎相同。气为阳类。一般说肾气不固可发展为肾阳衰弱之证，而出现形寒肢冷。肾阳虚者必有肾气不固；肾气不固也多伴有肾阳虚的见证。临床上多为二者同现，稍有偏重而已。二者都有性机能减退，肾气不固者多为阳事能举而不坚，不耐持久，一触即泄，肾阳虚者则为阳痿不举，前者为轻，后者沉重。其他见证也仅是程度轻重不同。鉴别的关键在于形寒肢冷为肾阳虚必具之证。而肾气不固者则无，或出现的较轻。治疗原则是相同的。有的书上将二者合并在一起，称之为肾阳虚弱，或肾气不固，或泛称为肾气虚。

3. 肾不纳气

主症主脉：气短喘促，呼多吸少，动则喘甚，咳逆汗出，四肢不温，畏风畏寒，面部浮肿，舌淡，脉虚弱。

此证是在肾虚的基础上发生的，并伴有呼吸道的症状为特点。中医认为呼吸是由肺肾共主的。肺主呼（出）、肾主吸（纳）。肾虚则摄纳失权，气上越壅塞于肺，故气短而喘促，其特点为呼多吸少，活动时加重。经验不足的医生，往往着眼于喘促一证，误认为肺气壅闭，给予降气宣肺治疗，纵然获得微效，为时亦暂，久之病势愈加沉重，这是由于上盛之标掩盖了下虚之本，虚性哮喘多此型。痰随气升则咳逆。阳虚则表卫不固，故自汗出，即所谓"阳虚自汗"。阳虚失却温煦之性，故四肢不温（比形寒身冷为轻），畏风畏寒（当风则畏惧，无风则泰然处之，也就是阳虚的程度还不十分衰弱）。阳虚不能化水，水湿上泛则面目浮肿。

治法：补肾纳气。方用人参胡桃汤或人参蛤蚧散，也可以用金匮肾气丸加减。

4. 肾虚水泛

主症主脉：全身浮肿，下肢尤甚，按之没指，腰疼痛，腹胀满，尿少，或喘咳痰鸣，心悸气短，舌胖苔白，脉沉细。

肾阳衰弱、气化失常、排泄障碍、水湿留滞、水溢肌肤，故全身浮肿，尿量减少。腰以下肾主之，故水肿以下肢尤为明显，按之没指（阴水的特征）。腰为肾之外府，肾虚而水湿内盛，故腰痛酸重。水湿流溢腹中则腹胀满。水湿泛滥，上逆渍肺，气道不利，故作喘咳。气冲痰湿则作鸣响。水湿凌心，心阳被遏，故心悸气短。舌胖苔白为阳虚之证，脉亦见沉细，尺部尤弱。

治法：温阳利水。方用真武汤之类加减。

以上四型皆属阳虚范畴，都有阳气虚弱的见证。最甚者为肾阳衰弱。肾阳衰弱和肾气不固是肾本脏之病，主要表现为性机能减退和腰痛尿频，形寒身冷。肾不纳气则由肾病及肺，形成了"上实下虚"的虚实并见的局势，往往上实掩盖了下虚；这是初学习的同志在辨证中应当特别注意的事项，千万不可"弃本逐末"。肾虚水泛，不仅肾主水的排泄功能发生了障碍，而且由于水湿潴留浸渍影响到心和肺二脏。治疗阳虚一定要以温补肾阳为主要法则——补阳配阴，不可损伤肾阴，然而在补阳的同时要兼顾到阴分，填精补髓，资生化源，这就是金匮肾气丸立法用药的原意。如阴阳俱虚，气精两伤则宜阴阳双补了。

阴 虚

1. 肾阴亏虚

主症主脉：形体瘦弱，头晕目眩，耳鸣耳聋，牙齿松动，失眠健忘，腰膝酸痛，舌红少苔，脉细数。

2. 阴虚火旺

主症主脉：除具有肾阴虚的证候外，尚有颧红唇赤、五心烦热、盗汗、口干咽痛、乱梦遗精、尿黄便干等虚火妄动的表现。

肾阴虚是由多方面的原因造成的：纵欲过度，失血之后，津液耗伤，热病伤及肾阴，过服温燥药物，劫伤肾阴，或他脏生病累及肾阴。发病原因不同，后果却是一致的。阴虚则不能制阳，阳亢易生虚火，故将二者合并解释。

肾主藏精，精能化生气血，阴精不足，不能充养肌肉，故形体消瘦。肾阴不足，不能充溢清空，补益脑髓，复被虚火干扰，故头晕耳鸣，轻则耳中鸣响声音低细，时渐而久，按之可减；重者骨髓枯竭精脱则耳聋失聪。肾主骨，齿为骨之余，肾虚则齿松易动；虚火扰动则齿痛。肾虚髓减，肾水不能上济心火，心火亢盛，扰动心神则失眠健忘。腰为肾之外府，肾虚则府舍空虚，故腰膝酸软，甚则疼痛，以休息后减轻，劳累后加重为特点。虚火上炎，消灼阴津，故颧红唇赤，口干咽痛。阴虚不能敛阳，虚火外泄则见五心烦热。阴随虚火外泄则为盗汗（象强盗似的趁夜深人静之际潜出为害）。虚火扰动精宫，封藏失职，精关不固，故乱梦遗精。肾阴既虚，又被虚火劫伤，故尿黄便干。阴为有形之物，虚则舌体瘦红少津。阴虚近于枯竭时，舌细胞萎缩则见舌光红无苔，扪之干燥，谓之"镜面舌"。阴虚血少，不能充盈脉道，故脉象细，又被虚火鼓动则兼见数象。

治法：肾阴虚者宜滋阴补肾。方用六味地黄丸加减。阴虚火旺者宜滋阴降火。知柏地黄丸即为此证而设。

中医泛指的阴虚，在某种意义上即指肾阴亏虚，阴虚前冠以他字则另当别论。临证之际，可以见到典型的肾阴虚患者，更多的是伴有不同程度的虚火上炎的证候。肾阴亏虚多能影响到肝的阴血不足，"肝肾同源"，故有时又称之为肝肾阴虚。一般说，肾病以虚证为多，无表证和实证（肾热即是阴虚内热，肾寒即肾阳虚内寒）。阴虚和阳虚有相近类似之处，只要在肾虚的基础上注意到阴和阳的特性，是不容易混淆的。值得提出的是膀胱的病变，尤其是膀胱虚寒证，往往用表里关系解释，多从肾治而获效，在理论上应该弄清楚。

第七章　腑病辨证

一、胃病辨证

胃主受纳，腐熟水谷，其性喜湿恶燥，以通降为顺，在消化系统中占有重要地位。胃和脾互为表里，合称为"后天之本"，历代医家对脾胃十分重视。在病理情况下，当饮食不节、饥饱失常、冷热不适之际；或热病后期，津液亏耗，或外邪干扰均能戕害伤胃，发生呕吐拒纳的现象。临床上多以寒热虚实分类。因为脾胃互为表里，因此，多将脾胃合称并论。如进一步分别：运化失常者多责之于脾；纳呆或拒纳呕吐咎之于胃。从证状出现先后的顺序讲：先有纳呆呕吐而后见消化不良者，其病在胃；先见运化失健后有纳呆呕吐者，其病在脾。当然，也有胃病而脾健者（脾强胃弱），或脾病而胃纳如常者（胃强脾弱）。辨证时注意到二者的关系是非常必要的。此外，还要考虑到肝对胃的影响。既然胃病以拒纳呕吐为主症，凡临床上见到呕吐拒纳之证，首先考虑到胃，是有现实意义的。

118

1. 胃中寒冷

主症主脉： 胃脘胀满疼痛，轻者绵绵不已，重者拘急剧痛，时作时止、喜温喜按，遇寒加重，呕吐呃逆、泛吐清水，舌苔白滑，脉迟或沉弦。

饮食不节，贪凉饮冷，或寒凉药物伤胃均能造成胃中寒冷。寒性凝闭，寒邪侵胃，经脉不通，胃气不畅，和降失职，故胃脘胀满冷痛。寒邪较轻者病势缓，绵绵作痛；寒邪重者则剧烈疼痛。阳气稍通则痛减，寒遇温则解去，故喜温手按压或喜热饮或热敷，借外热胜内寒。外寒能助长内寒的气焰，两寒相并，益增其势，故病人厌恶它。寒伤阳气，阳伤则不能腐熟水谷，故呕吐清水。胃气不和，通降失调，故有呕吐之作。苔白滑为寒湿不化。脉迟为寒邪凝闭气血，痛甚则脉见弦。

治法： 温胃散寒。寒去则郁止痛除。方用良附丸改汤剂加味。

辨胃寒当以喜温喜按，遇寒加重为确诊的依据。另外，寒和虚多同时显现，辨证时应注意到此种情况。

2. 胃中积热

主症主脉： 胃脘灼热疼痛，烦渴引饮或渴喜冷饮，消谷善饥，牙龈肿痛，口臭，泛酸嘈杂，舌红苔黄，脉滑数。

胃阳素强，或情志抑郁而化火，外热内蕴，过食辛辣厚味均能造成胃热。胃中积热，烧灼胃腑，气机不畅，故胃脘部有烧灼般疼痛。胃热炽盛，灼伤胃阴，故烦渴欲饮水自救，或借冷饮直折其热。胃热消化能力强盛，又因热邪消耗精微过多，故欲多食以补充过度消耗之数，所以经常有饥饿的感觉。胃之经脉上交鼻颊入齿中，胃热上循其经，内热熏蒸、故牙龈肿痛，络伤血溢则出血。胃热郁蒸化腐则口臭

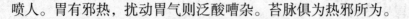

喷人。胃有邪热，扰动胃气则泛酸嘈杂。苔脉俱为热邪所为。

治法：清泻胃火。方用清胃散之类。

辨胃热应抓住胃脘灼热般疼痛，渴喜冷饮，消谷善饥等胃热的特点，诊断不难成立。其他胃病多不思饮食，虽然脾虚胃弱时以得食痛减为特点，从其食量看，所食不多，绝不至于到消谷善饥的程度，况痛时绝无灼热之感，更不喜冷饮，欲得温热之汤。

3. 食滞胃脘

主症主脉：脘腹胀满，呕吐酸腐，不思饮食，或矢气酸臭，大便泄泻或秘结，苔厚腻，脉滑。

多由于饮食不节，暴饮暴食，伤损脾胃，食滞不化，停积胃脘所致，此即《内经》说的："饮食自倍，胃肠乃伤"。食量骤增，或食用难消化的食物，致使食滞胃中，消化不良，中焦气机受阻，故脘腹胀满。胃失和降。浊气上逆，轻则吞酸嗳腐（食入不化，久作酸腐），呃逆之气，酸臭难闻，重则呕吐拒纳，以免加重胃的负担（自身保护性反应）。食滞下走大肠则矢气酸臭难闻。由胃影响到脾的运化失常，故大便泄泻，酸腐触鼻，或者大便秘结（要看病前脾运化的情形而定）。食滞胃中，不能消化，浊气上攻不化，故舌苔厚腻。宿食滞胃则脉见滑而有力。

治法：消食导滞。方取平胃散或保和丸加重消导药用量。

吞酸嗳腐是本证的眉目，一般是不容易造成误诊的，有时病人自己也可以提示诊断。

附：外邪犯胃

主症主脉：突然呕吐、胃痛、或伴有恶寒发热等表证，苔薄白，脉浮。

外感风寒之邪，或暑湿秽浊之气，扰动胃腑，浊气上逆则发生胃痛呕吐。邪侵肌表，卫阳被遏则发热恶寒，苔脉俱为表邪所为。

治法：疏邪解表、芳香化浊。方用藿香正气散加消导药。

4. 胃气虚弱

主症主脉：胃脘痞满，食入不化，时作嗳气，大便不实，苔少，脉软弱。

素体虚弱或病后失于调养，都会造成胃气虚弱，主要表现是胃本身的机能衰弱，引起消化不良，乃是消化系统疾病的通常见证，并无典型的寒热。辨证时应注意当时出现的兼症，同时还要留意脾的功能是否也处于虚弱状态。

治法：益气健中。方用小建中汤或六君汤。

5. 胃阴亏虚

主症主脉：口舌发干，不思饮食，或饥不欲食，并有心烦低热，大便不调，干呕呃逆，舌红少苔或无苔，脉细数。

热病伤耗胃阴，或吐后伤阴，胃中津液不足，失于濡润，胃失和降，故不思饮食，或似饥而不欲食。胃中无物，故干呕呃逆。津液缺乏，不能上承、故口舌发干，舌红少津。热邪伤耗胃阴，余邪未净，故有心烦低热之作。脉细为津伤之征，数为虚热扰动之象。

治法：滋养胃阴。方用益胃汤加减。

典型的虚实寒热的胃病，只要抓住了它们各自的特征，是不难辨认的。困难之处在于外感和内伤均能引起胃纳不佳、消化不良。有时以主症的形式出现，有时却是其他疾病的兼症。倘分辨不出是主症还是兼症，治疗时便难以措手，这就是滥用消导药的弊病根源，还美其名曰"标本兼顾，主次同治"。殊不知，待主症解除之后，善后调理自

然以脾胃为重点。倘不看时机，不辨缓急，不但治疗上章法混乱，而且处方也觉得芜杂碍眼。

二、胆病辨证

胆附于肝，内藏胆汁，帮助消化，并参与情志活动。由于胆寄肝中，禀肝之余气，故临床上多表现为阳亢火旺之证。这就是"肝胆并称"的缘故。治疗法则上也基本相同，清泻肝火的药物也能清利胆热。但毕竟肝胆有别，故叙述于下。

1. 胆实郁热

主症主脉：头晕目眩，耳聋，胸胁满痛，口苦，呕吐苦水，易怒，少寐多梦，寒热往来，或生黄疸，舌红苔黄，脉弦数。

胆乘肝气之威，夹热上行，干扰清空，故头晕目眩。胆之经脉循入耳内，胆气化火，壅塞于耳则耳聋。胆经循人体之侧，胆气郁结，经脉不畅，攻撑胸胁作胀满（轻者）疼痛（重者）。胆汁味苦，胆气化火上逆，故口中作苦。胆气横逆犯胃则呕吐苦水。肝胆同性，疏泄失常，郁而不伸，故易于发怒。胆火煎熬津液为痰，痰火郁遏，扰动心神，故少寐多梦。外邪传入少阳胆经，经气郁而不伸，故发生寒热往来。湿热交蒸，疏泄失常，胆汁不循正道，外溢皮肤则发生黄疸。胆热内蕴，鼓荡气血，故舌红苔黄，脉弦而数。

治法：清热泻胆。方用龙胆泻肝汤加减。

2. 胆气虚弱

主症主脉：头晕欲呕，易惊少寐，心悸不安，脉虚弱。

胆气素虚之人，突然受到外界的惊吓时，胆虚则不能做出决断，心神不能自主，神志发生散乱，故见上证。

治法： 清热化痰。方用温胆汤化裁，或用酸枣仁汤之类。

典型而单纯的胆气虚弱证较少见，多与心、肝二脏同病的形式出现。平时说的"胆虚"，实际为心虚。特录出供参考。

三、小肠病辨证

小肠的功能主化物，分别清浊。其实是脾的功能。小肠主病多由于饮食不节，损伤脾胃，下传至小肠而引起的。病理表现主要是清浊不分，转输障碍，从而导致二便失常。一般分为实热、虚寒、气痛三个类型。

1. 小肠实热

主症主脉： 心烦口渴，小便赤涩，或茎中灼热作痛，或尿血，口舌糜烂疼痛，舌红苔黄，脉滑数。

此证即习惯上称之为"心移热于小肠"的证候。笔者不同意此种说法，现将管见刍议于下。所谓"心移热于小肠"的理论根据不外：一、心与小肠为表里关系，在经络循行部位的联系比较密切。二、心开窍于舌，口舌糜烂多责之于心火旺盛。殊不知，心和小肠一主循环，一主消化吸收，二者根本不属同一系统。纵然有联系也不十分密切。与小肠联系密切的当为脾。就经络联系上说，固然心与小肠相表里，可是脾和心在经络上也是联属的。再说，心是如何移热于小肠的呢？倘是通过经络的渠道，那么，为什么不能通过同样的渠道而移热于脾呢！况且有许多脏腑的热邪排出体外的途径，不外汗（表邪），吐（痰、食），二便（燥屎、痰、食、实热）。其中从小便排出者，并不限于心热一证。凡内有热邪者，小便的颜色都会发生变化。其中以膀胱湿热最为明显。其二是心开窍于舌。这是不容置疑的，其他脏腑也不能说就与舌丝毫没有联系了，尤其是和脾的密切关系是众所周知的。这些用不着引录更多的论据，仅从舌诊的部分方法上就可以证实了。临床实践告诉我们，凡体内蕴有热邪者其舌色必见红，也可以说红舌是代表了火热外显于舌的象征。大概是受五行学说心主火的影响，把火归属于心的缘故。至于口舌糜烂破溃，也不尽为心经火旺所致，虚火上炎或缺乏维生素也能使口舌糜烂破碎。还有治"心移热于小肠"的代表方剂——导赤散的组成，其方意为清热利水，它既能清心经之热，导热下行由小便而出，就其单味药讲，其清热范围远远超出了心经，并非心经专用之药。基于上述理由，我认为脾胃之热炎上（反映于舌则糜烂破溃），趋下（尿色之变）所致。理由是：一、中医所谓的脾，除指现代医学中的脾外，主要指的是小肠，甚至包括了绝大部分的消化系统的功能，对小肠的认识中西医是一致的。这就是在生理方面的依据。二、中医称之为火或热，现代医学多称之为炎症。上列之证，颇类似西医的泌感（口舌症状除外）。总之，脾胃之热上炎则见口舌糜烂，扰神伤津则心烦口渴，热随津液渗入膀胱，由尿道排出则见小便短赤艰涩。邪热刺激尿道则茎中灼热疼痛。邪热灼伤血络则尿血。苔脉俱为邪热所为。

治法：清热利尿。方用导赤散加减。血尿重者用小蓟饮子。

2. 小肠虚寒

主症主脉：小腹坠胀喜按，肠鸣溏泄，小便频数不爽，或便后下血，舌淡苔白，脉细缓。

《灵枢·口问》说："中气不足，溲便为之变"。从上列证候看，主要是大小便的失常，符合这节经文的意思。换句话说也就是脾的虚寒证。脾气虚弱，运化失常，寒气内攻，则小腹隐隐作痛而坠胀。虚则喜按（借助外力扶植虚弱），寒者必喜温（此区别于实热腹痛拒按）。运化失常，清浊不分，并走大肠则作溏泄。寒气客于肠间，清阳不展，寒凝气滞，则腹中鸣响。中气不足，膀胱为下陷之气所迫，不能约束水液，故小便频数，或滴沥不禁（与肾阳不足有关）。中气不足，脾不统血，血溢肠间，故便后下血。苔脉俱为虚寒所致。

治法：温运小肠。方用吴茱萸散或补中益气汤之类。

3. 小肠气痛

主症主脉：小腹急痛，连及腰背，下控睾丸，苔白，脉沉弦。

此证的病理机制与寒凝肝脉大体相同，其区别在于小肠气痛是以小腹拘急疼痛为主症，虽痛引睾丸，但不肿硬。此证虽为寒凝气滞与肝有联系，但病变主要在小肠。

治法：行气散结。方用天台乌药散加减。

四、大肠病辨证

大肠的功能是传送糟粕，排泄大便。所以大肠的病理变化，主要表现在粪便的异常。察其致病原因，有因外邪侵犯者；有因饮食不节，误食不洁食物造成者，有因他脏功能失调而累及者。现按虚实寒热分述于下。

1. 大肠寒湿

主症主脉：腹痛肠鸣，大便溏泄，溲清，舌苔白滑，脉迟。

此证为寒湿困阻中阳，脾运受阻，清浊相混并走大肠所致。病理

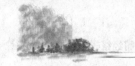

机制与脾病中寒湿困脾相同，不另解释。

治法：散寒止泻。胃苓汤是常用而有效的代表方剂。

2. 大肠湿热

主症主脉：腹痛下痢，里急后重，或便脓血，肛门灼热，小便短赤，舌红苔腻，脉弦滑数。

此证多由食用不洁食物，或湿邪热毒侵袭，蕴结大肠，损伤气血所致。湿热积滞肠中，气血被阻，传导失职，故腹痛，里急后重。湿热蕴结，灼伤气血，故下痢脓血，赤白相兼，血多于脓者为血伤重，脓多于血者为气分受害重。湿热随粪便排出则肛门灼热。湿热灼伤津液则小便短赤，口中苦而渴，甚则伴有发热恶寒等表证。苔黄为热，腻为湿，脉滑为邪实，数为热，弦为痛所致。

治法：清利湿热。方用芍药汤化裁。热重者用白头翁汤。有表证者兼解表。切忌用收涩药物。

此证应与寒湿痢疾相鉴别，此证除热象之肛门灼热、小便短赤外，还可以从脓血的比例多少中寻找根据。属于湿热者血多于脓，或纯下赤冻；属于湿者脓多血少，或纯下白冻，而且苔当为白腻，脉为濡缓。

3. 大肠虚寒

主症主脉：久痢泄泻，肛门下脱，四肢不温，舌苔不华，脉细弱。

此证包括慢性痢疾和慢性腹泻两种疾病。痢疾失治，或久作泄泻，脾气大伤，气血日衰，此时不仅大肠病深，而且也影响到脾和肾的阳气，故见肛门下脱，四肢不温。甚则关门不固而成滑泄不禁之证。

治法：温补下元，收涩固脱。方用真人养脏汤加减。

4. 大肠腑实

主症主脉：腹痛拒按，恶寒发热，大便秘结，或便而不爽。右下腹痛而灼手者为肠痈、苔黄腻，脉滑数或沉实。

病理机制与阳明腑证，基本相同，但内外之热没有阳明腑证严重，因此没有神昏谵语等神志证候，发热恶寒也不是必具之证。值得提出解释的是肠痈，多因膏粱积热，运化不通、气滞血凝，败血浊气壅遏而成，也有因食后负重，急走损伤所致。痈生于内，肠络不通则痛。痈毒内蕴，向外蒸泄则按之灼手。辨阑尾炎西医的方法更为精确，可以借鉴。苔黄为热，腻为湿。肠中有燥屎则脉见滑，有热则数。

治法：清热导滞。承气汤之类可依证选用。肠痈未溃者，宜清热祛瘀。方用大黄牡丹皮汤加减。

此型有时也将痢疾概括在内。痢疾已在大肠湿热中讲过，此处省略。

5. 便　秘

主症主脉：大便秘结干燥，难于排出，往往数日一次，脉多沉滑。

便秘的成因颇多，凡能造成肠中津液枯少或传送无力者都会造成便秘。一般分为热、气、虚、冷四种类型。热秘即上述之大肠腑实，从略。因于气滞者为气秘，必有肝脾之气郁结的证候。治当顺气行滞。方用六磨汤。气血虚者为虚秘，乃是气虚传送无力或血虚肠燥所致。治当益气养血润肠，不可滥用峻泻，徒伤正气。阴寒内盛，固结肠中，阳气不运，传送无力者为冷秘，治宜温通开秘。方用半硫丸加减。

便秘的生成，虽然不能完全咎之于大肠，但必须在肠中津液枯少、或传送无力的情况下才能发生，故在大肠病辨证中叙述。

五、膀胱病辨证

膀胱的功能主储存和排泄尿液，与肾相表里，同属泌尿系统。在病理情况下也就表现为尿液的储存和排泄的异常。致病因素中既有膀胱本腑自病者，也有由他脏特别是肾脏的功能失常而致者，现按虚寒和实热分述如下。

1. 膀胱虚寒

主症主脉：小便频数，淋漓不禁，或遗尿，舌淡苔润，脉沉细。

肾阳衰弱或肾气不固，气化失常，水液不能充分蒸腾变化而下渗膀胱，故尿频数。肾气不固，不能约束膀胱，故淋漓不禁，甚则小便失禁，自流而出（年老阳衰者多见此），或夜间遗尿于床（小儿稚阳不足者多见）。苔脉俱为肾阳不足的反映。

治法：固肾摄气。常选用桑螵蛸散之类方剂，或金匮肾气丸化裁。

2. 膀胱湿（实）热

主症主脉：小便不畅，尿频急痛，或小便淋漓，或浑浊不清，或有脓血，或有砂石，苔黄腻，脉数。

湿热蕴结于膀胱，气机被遏，故小便浑浊黄赤，量少而热，排尿不畅。湿热互结，下注膀胱，气化不利引起尿液排泄障碍，故尿频而急。湿热随尿外泄则茎中作痛，淋漓不尽。湿热伤损血络则尿中发现脓血。湿热煎熬日久，形成砂石，自行排出则尿中可见砂石。倘砂石不能随尿排出则刺激作痛。如石阻膀胱出口，故排尿中断而疼痛。或砂石创伤可发生尿血。苔脉俱为湿热所致。

治法：清热利湿。方用八正散为主，有结石者加化石通淋药物。

此证实系西医的"泌感"或"泌尿系结石"，属膀胱湿热者十居八九。辨证时没有多大困难。治"泌感"以清利湿热为主。补肾药不可施之过早。治结石需缓图收功，或配合西药予以总攻。

128

心包络和三焦病的辨证予以省略。心包络病也就是心病。三焦辨证多用于温病,在内伤病中偶有提及,如下焦湿热,实际是肝肾湿热下注,或者是膀胱的湿热。只要把以上脏腑辨证弄清楚了,临床上就可以运用自如。

附：五脏之间的关系

人体是一个对立的统一体。人的生命活动，就是脏腑之间的既对立又统一，而又联系密切，相互协调所构成的复杂的生理活动的整体。五脏之间的关系是既相互制约，相互对立，又是在一定的条件下相互联结，相互依赖的。它们之间的协调统一是相对的，而矛盾和对立则是绝对的，没有此种绝对的矛盾和对立，事物就不能发展运动，人体就没法生存下去。它们之间在依存和制约过程中包含着平衡与不平衡的互相转化，即由不平衡到相对的平衡，又出现新的不平衡。在一定条件下（内外环境诸因素的影响），就可以出现五脏之间的新关系——太过或不及。相对的平衡关系遭到了破坏，于是出现了疾病，出现了复杂的证候。所以，认识和掌握五脏之间的关系的规律，对指导临床辨证有很大的实践意义。

"文革"前解释五脏之间的关系，是用五行学说的生克关系作为论理工具的，现在认为它存在着某些缺点，不再沿用了，其实仍有五行学说的"蛛丝马迹"存在。

一、心和肾

心居上焦，属阳；肾居下焦，属阴。心主火，肾主水。心和肾之间具有升降相因，阴阳相济的关系。借此维持生理上的相对平衡。就是说，心中的阳要下交于肾，温养肾阳；肾中之阴要上升至心，涵养心阴。通过阴阳水火的相互升降，协调，彼此交通，才能保持动态的平衡，这就叫做"心肾相交"或"水火既济"。如果肾阴亏虚，不能上承于心，则心阳不受肾阴的制约，就可以导致心火亢盛而产生心烦，怔忡、失眠等心火炽盛的证候。如果心火内炽，不能下交于肾，反而下吸肾阴，也会造成"心肾不交"而出现心烦不寐，梦遗滑精，腰酸痛等证。前一种是因肾病累及心，主要矛盾在肾，治当以补肾之阴为主；后一种是因心病累及肾，重在治心火亢盛。还有一种是因为肾阳不足，开合失利，致使水气内停，不得下行反而上泛，抑遏心阳，是为"肾水凌心"。同样，由于心阳不足不能下交于肾，也可以引起肾阳不足。二者可以互为因果，医生治病就在于调整这些偏弊使之归于平衡。

二、肝和肾

肝藏血，肾藏精。精和血的关系十分密切。故有"肝肾同源"的说法。肝的疏泄条达，调节血量的功能，必须得到肾精对肝予以濡养，倘若肝血不足，肝是无法发挥其正常功能的。另一方面，肾所藏的精又需要在充分肝血供应的情况下才能充盛起来。肾精不足，不能濡养肝即发生肝阴虚；肝血不足不能下济于肾，也要影响到肾精的形成。

只要二者之间此种关系发生了改变即为病态。高血压病中有一类型，是由于肾阴不足不能养肝（从前叫"水不涵木"近日称之为"血不养肝"），造成了肝阴虚。阴虚则阳不能潜藏，导致肝阳上亢，肝阳上亢又要过多地耗伤阴血；肝血不足又会影响到肾精的形成，造成了恶性循环，治疗时采用平肝潜阳，使肝阳潜藏不致伤阴，又要养血柔肝方能奏效。病证虽然表现为肝之有余，实则来源于肾之不足。

三、脾和肾

肾为"先天之本"，脾为"后天之本"，二者之间的关系，在五脏中已经讲过可参阅有关部分。先天不足可以影响到后天，后天不足对先天也不利。临床上二脏多以虚弱的形式表现出来，故从这方面予以阐述。脾的运化功能，需依靠肾阳的温养，肾阳足则脾阳健，脾阳健则能够运化水谷精微和水湿，如果肾阳不足，必导致脾阳不振，运化失权。反之，当脾运化失权，生化源竭，肾失后天之济，便出现肾虚，肾气虚则开合不利，水湿内聚则为肿、为饮。五行学说称之为"土不制水"。治时当用健脾渗湿之法获效。临床上还能见到一种"五更泄"——肾泻，就是因为肾阳衰弱而造成的，治宜温补肾阳收功。

四、肺和肾

肺主气，肾纳气已在五脏有关章节中讲过，现仅就水液代谢方面讲。水液经肺的肃降，下行通于水道而归于肾，这就是"肺为水之上源"的意思。在病理情况下，二者也是互相影响的。从前用五行学说解释，认为肺虚可以导致肾虚，叫做"母病及子"。相反，肾虚也足致肺虚，叫做"子病累母"。肺肾两虚的病人，在临床上是经常遇到的，多采用"肺肾同治"的办法获效。

五、心和脾

心主血、脾统血，二者都和血有关。血的生成在于脾，脾虚则血液生成不良而发生心血不足，心主血的功能便会受到影响。心血不足也会使脾的健运不全。脾功能正常时才能发挥统血功能，脾气虚可造成血不循经而妄行。因心影响到脾时，从前叫"火不生土"。临床上更多见的是"心脾两虚"。用归脾汤进治可以奏效。

六、肝和脾

肝主疏泄，脾主运化。只有在肝疏泄条达，气机通畅的情况下，脾的运化功能才能得以正常发挥。肝所藏的血又赖脾运化水谷精微物质所资助，脾运化不良可以造成肝血不足。在临床上更多见到的是肝气横逆犯胃或肝强乘脾，从前称之为"木克土"。因此，《金匮要略》明确提出："见肝之病，知肝传脾，当先实脾"，不但对治病有意义，也包含着积极预防的意思。

七、肺和脾

肺气的强弱有赖于水谷精微物质的供养，精微物质的生成要靠脾的健运，从前叫做"土能生金"。在病理情况下，脾失健运，饮食中精微物质不能化生气血，反而变生痰饮，阻于肺中致肺气不利。故有"脾为生痰之源，肺为贮痰之器"的说法。治疗这类疾病，其重点应在健脾除湿佐以化痰止咳才能获效，倘专事止咳化痰是不能根除病源的。在治疗肺虚久咳时用"培土生金"之法是行之有效的。

八、心和肺

心主血，肺主气在五脏有关章节中已讲过。在病理情况下二者也是相互影响的。肺气虚则宗气不能贯注于心，导致心气血虚。心火旺盛也能灼烁肺阴，出现燥咳伤阴的见证。如大出血时不急于补血而用大剂人参汤补气，效果是好的；活血祛瘀时必佐理气之药就是"气行血行"的意思。现代医学中因肺气肿导致的心功能不全，就是由肺病及心；因心功能不全而发生的肺水肿则是由心病及肺的例子。

九、心和肝

心主血，肝藏血。肝得到血的濡养，肝阳得以敛藏。肝的疏泄条达有助于心血的运行。如果血液不足则心无所主，肝无所藏，就会出现心肝同病的两经见证。心火旺盛可以引动肝风；肝火旺盛也能上扰于心而见心烦目赤等证，从前叫"木生火"重在泻肝之余火。

十、肺和肝

　　肝藏血，肺主气，气源于血，血赖气生二者相因，相互为用。肺得肝之疏泄则肺气得以宣畅，津液得以输布，营卫和谐，疾病不生；肝得肺津，柔其刚性，其气方能伸展条达。如肝气郁结，则肺失肃降。临床上见到肝火旺盛，灼伤肺阴者叫做"肝火犯肺"，或"木火刑金"，"木扣金鸣"，治当"佐金伐木"。也就是清肝泻火，润肺化痰。

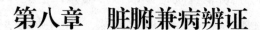

第八章　脏腑兼病辨证

　　通过对五脏关系的学习，可以了解脏腑之间的关系是怎样联系的。目的就是为临床辨证奠定基础的，基础是为临床诊疗服务的。为了讲述上的方便，前面把脏、腑辨证按虚实寒热的体例进行了阐明，也是为脏腑兼病的辨证开辟通路的。只要把脏、腑辨证搞清楚了，记熟了，在脑海中形成了牢固的概念，那么，对脏腑兼病的辨证也就容易多了。这样做不仅是讲授方法问题，也是由简到繁，循序渐进，便于记忆。

　　临床实践告诉我们，单纯的一脏或一腑的病是有的，证候的表现是比较简单的，相对而言对这类疾病的辨认是比较容易的。但不能满足，更不能到此止步，若停留在这种水平上，是要受窘迫的。疾病的变化是极为复杂的，不仅虚实同见，寒热并现，而且往往是二脏（腑）同时生病，甚至有五脏俱病同见之于一人身上的。事前没有这些方面的知识，或运用的不熟练，临证时必然茫然失措，不知所从。现将常见的脏腑兼病的辨证方法加以叙述，当然不可能包罗殆尽，毫不遗漏，没有列出的，可在脏、腑病辨证的基础上加以综合就可以应付了。简单地说，脏腑兼病辨证，是将二脏（腑）的主症综合在一起，加以融汇变化的产物，不必每脏（腑）的各症悉具，这就不同于数学上一加一等于二的刻板公式了。

一、心肺气虚

主症主脉： 久咳不已，气短心悸，面色㿠白，甚则可见口唇青紫，舌淡脉细弱。

心肺同居胸中，一主气，一主血，关系十分密切。肺气虚可以导致心气虚；心气不足，也能引起肺气虚。二者相互影响同时生病则为心肺气虚。肺气虚弱不能胜邪，宣降失职，故久咳不已；心气虚，神无所主，故心悸。气血俱虚不能荣面，故面色㿠白。气虚不敷所用，故气短，不耐劳累，动则加剧。气属阳，气虚严重者可导致阳虚，气血流通不畅发生瘀阻，故口唇青紫。

治法： 补益心肺。方用保元汤加减。

辨证要点在一"气"字，气又要落实在"虚"字上。结合心的主症是心悸，肺的主症是久咳，诊断即可成立。此证为心所主的循环，肺所司的呼吸功能衰弱。虽然症状没有列举齐全，也未提到咳嗽喘促，水肿、小便不利，一般说是应该有的证候，是值得我们随时联想到的。西医的肺源性心脏病多属此型。

二、心脾两虚

主症主脉： 心悸怔忡，失眠健忘，纳食减少，大便溏泄，倦怠乏力、舌淡嫩，脉细数。

本证多因思虑过度，伤及心脾，或失血后，或其他原因伤脾所致。心悸怔忡（二者均为心中动悸不安；怔忡为心悸不能自主，无安宁之时，病势较重），失眠健忘是心血不足，不能养心所致。纳食减少，大便溏泄，倦怠乏力为脾气虚弱，运化失健造成。

治法：补益心脾。常用而有效的方剂是归脾汤化裁。

心脾两虚之证，并不意味着半斤对八两，平分秋色，应该分出主次。固然，心血不足、思虑过度，可以影响到脾的运化功能，但脾为"后天之本"，是气血化生的源泉，脾虚势必影响到气血的生成，血液不足则心无所主，因此，病理机制重点在脾。血无化生之源则心血不足的症状就难于纠正。治疗时要分别哪脏见证多，病势重，给予重点治疗，可以从药物的选择，用量的多少上下工夫。

三、心肾不交

主症主脉：虚烦失眠、心悸健忘，头晕耳鸣、腰膝酸软、遗精盗汗、尿黄口干、舌红无苔、脉细数。

心悸健忘，虚烦失眠是心血虚不能养心的表现；头昏耳鸣，腰膝酸软、遗精盗汗是肾阴亏虚、虚火内扰、精关不固所致；尿黄口干为阴虚复为虚火灼伤的结果。

治法：交通心肾。方用补心丹化裁。

辨证时要注意两种情况：一是以肾阴不足为主。肾阴不足，不能上承于心，既济心火，致使心火亢盛不能下交于肾，反扰心神，治疗时以滋补肾阴为主，方用六味地黄汤之类。二是以心虚火旺为主，虚火亢盛，不能下交于肾，反下吸肾阴，阴愈虚，火愈旺，也能造成心肾不交，水火不能既济，治当养阴清热，镇心安神。方用朱砂安神丸。辨证时一定要知道这种道理，又要看到相同之点——都是发生在心肾阴虚基础之上。此处的火为虚火，决不同于心火亢盛之邪实有余之火，故治疗时以补不足为主，不可滥用苦寒泻火之剂。

四、心胆气虚

主症主脉：心悸多梦，时易惊醒，舌淡、脉弦细。

此证为情志不遂所致。心虚则心摇不安，心悸多梦；胆虚则善惊易恐，睡眠不深而易于惊醒，苔脉俱为气血不足之象。

治法：益气安神。方用安神定志丸，或酸枣仁汤之类。

五、肺脾两虚

主症主脉：久咳劳嗽，痰多清稀，气短乏力，饮食减少，腹胀便溏，甚则足面浮肿，苔白，脉细弱。

从前解释肺和脾的关系时，以为土（脾）能生金（肺），在病理情况下则用"脾为生痰之源，肺为贮痰之器"说明。虽然肺虚久咳能够影响到脾的运化，更多的情况是脾失健运，不能运化水谷精微，致使水湿滞留而变生痰饮。痰湿阻肺则令人久咳劳嗽，痰多而清稀，易于吐出。此乃痰湿的特征。脾虚不能运化水谷精微，供全身各组织的需要，气血化源不足则气短乏力，加之痰湿阻肺，气失宣降，更加增重了气短的程度。脾虚运化失职，故不思饮食或食不知味，腹部胀满，勉强进食也是消化不良，清浊不分，并走大肠而便溏泄泻。脾虚不能

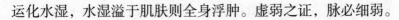

运化水湿，水湿溢于肌肤则全身浮肿。虚弱之证，脉必细弱。

治法：健脾益肺，燥湿化痰。方选六君汤加昧，脾虚显著者以参苓白术散为主方。

肺脾两虚是肺气虚的主症加脾气虚的主症而成，辨证时也是着眼于"气"字。气在某种意义上是功能的代名词。基于此说，肺脾两虚也就是肺脾功能衰弱所产生的后果。病情继续发展可成为阳虚。一般临床上治疗脾肺两虚的患者，大多着眼于健脾益气。认为咳嗽吐痰是标，脾虚不运乃是咳和痰生成的根源，往往援引"脾为后天之本"，补虚证之不足，习惯多从调理脾胃入手，故有"培土生金"的治疗方法。证之于临床实践，确有卓效。当然，痰湿阻肺，不仅使宣降失权，引起咳嗽气喘，并且脾因要运化痰湿而增加了本身的负担，有害于脾的恢复，所以，在立法遣药时既要健脾益气，补不足，又要燥湿化痰助长脾的运化功能。

六、肺肾阴虚

主症主脉：咳嗽痰少，动则气促，或有咳血，声音嘶哑，腰膝酸软，颧红消瘦，骨蒸潮热，盗汗遗精，舌红苔少，脉细数。

"肺为水之上源"，"金水相生"。久咳伤阴，或肺阴本虚，进一步发展则使肾阴受损，在虚伤劳损中有"由上损下"的说法。或者先有肾阴亏虚，不能滋润于肺，虚火上炎，灼伤肺阴，结果导致肺肾两虚之证。阴虚津亏，肺虚劳损，故咳嗽痰少，动则气促。虚火灼伤肺络则咯血。阴虚不能濡润声带，或久咳损伤声带，故声音嘶哑，所谓"金破不鸣"，肺结核晚期或喉结核多见此证。以上为肺阴虚。肾阴虚则腰膝酸软。阴虚形体不充则见消瘦。虚火妄动，阴不敛阳则颧红，骨蒸潮热。阴随虚热外泄则盗汗。虚火扰动精宫，精关不固，封藏失职则遗精。苔脉俱为阴虚火旺的见证。

治法：滋阴降火。用百合固金汤滋阴养肺。肾阴虚明显者用麦味地黄汤之类。

肺肾阴虚有一派阴虚火旺的证候，辨证不会遇到多大困难。临床见证多在此基础上伴有脾气虚或肝阴虚，甚至心阴虚的证候，处在五脏俱虚的情况是比较棘手的，需要权衡主次。证属阴虚劳损，治当补益是为定理，如何使用补益之法，却有待医生斟酌，一般是脾肾同补，双管齐下。抓住先天和后天二脏进行调理，是行之有效的办法。

七、肝火犯肺

主症主脉：胸胁胀痛，呛咳声洪，甚则咳吐鲜血，性急善怒，烦热口渴，头眩目赤，舌红，脉弦数。

肝主疏泄，肺主肃降，在正常情况下二者是共济协调的。如肝气郁结，郁久可以化火（气有余便是火），肝络布两胁、肝火循络上乘，脉络壅滞，气血不和、故胸胁胀痛。肝火上升，肺失肃降，气逆于喉则作呛咳（剧烈阵发性咳嗽），肝火欲借咳而冲出，故咳声洪亮有力。咳嗽引动肝火上升则面红目赤。肝火灼伤肺络则咳吐鲜血。肝火旺盛则性急善怒。肝火灼伤津液故感到烦热口渴。肝火上扰清空则头晕目眩。火旺者舌见红，肝火旺盛，肝脉自旺，故脉弦而数。

治法：清肝泻肺。方选蛤黛散合泻白散加味。

肝火犯肺的主要矛盾是肝火旺盛，上干于肺，使肺失宣降之性。

辨证时抓住肝火旺盛的特点如呛咳声洪、面红、胸胁疼痛。此三者为肝火犯肺必具之证。咳吐鲜血并非必见之证。在内伤咳嗽诸证中，咳嗽之剧，音响之高，以此证为最。所以古人用"木扣金鸣"，"木火刑金"之词加以形容。

八、肝脾不和

主症主脉：胸胁胀痛，善太息，腹胀肠鸣，腹痛泄泻，饮食减少，精神抑郁或性情急躁，苔白，脉弦数。

肝气郁结，疏泄失常，影响到脾的运化。有的称此为"肝强犯脾"。肝郁气滞，疏泄失常，郁不得伸，故胸胁胀痛，性情抑郁或急躁善怒，善太息（叹气）。肝失条达，横逆乘脾，气机失调，脾运失健，故腹痛肠鸣而泄泻，每因情绪变化而发作为特点，平时则嗳气食少。

治法：疏肝健脾。方选逍遥散或痛泻要方之类。

肝脾不和（肝气乘脾）或叫肝强犯脾，主要是因为肝气郁结，疏泄失常，横逆犯脾而引起的消化不良，腹痛泄泻。是由于肝病及脾。主要矛盾在于肝气强盛，故表现出一派肝郁气滞，疏泄失常的证候。然而，辨此证时的要点是腹痛泄泻，每遇愤怒或情绪激动即发作。如果缺乏这一症状，诊断就无法成立。因肝失疏泄之际，大多数伴有消化功能紊乱的证候，情绪变化而致腹痛而泄则是该证独具之证。

九、肝胃不和

主症主脉：胃脘胀痛，胸胁胀痛，嗳气吞酸，恶心呕吐，心烦易怒，食少呃逆，苔黄，脉弦。

情志不舒，肝气郁结，疏泄失常，横逆犯胃，故胃脘疼痛或胀满。气性游走，胁为肝之分野，故痛时多牵引及胸胁。此种或痛或胀，多和情志变化有关。气机阻塞，胃失和降，故嗳气呃逆，恶心呕吐。气郁化火则呕吐酸苦。肝气郁结，不得伸展，故心烦易怒。肝郁气滞，郁而化火则舌苔黄，肝病则脉自旺故见弦。

治法：疏肝和胃。方用柴胡疏肝散加减。

在胃病的患者中，绝大多数是属于肝气犯胃这一类型的。故有肝胃气痛的称呼。肝主疏泄，胃借助肝主疏泄的性能，才能实现和降通顺的功能。当肝气郁结，疏泄失常之际，它不但不能助胃气下行，反而欺凌于胃，造成胃失和降，出现胃纳不佳，疼痛呕吐的现象。由此可知，肝胃不和的主要症结是肝气郁结。胃痛拒纳，消化不良等是肝病及胃的结果。所以，凡见到有肝气郁结又有胃病见证者，即可诊断为肝胃不和。病情的变化往往与情绪有关为特点。由于此证表现出是肝气有余，于是将它列入实证。倘有虚弱见证，未必完全责之于肝气犯胃，而应该考虑到久病入络或久病致虚，或夹有瘀血的可能了。

十、肝胆湿热

主症主脉：面目皮肤发黄，色泽鲜明，胁痛尿少，或发热口渴，恶心呕吐，食少腹胀、脉弦数、苔黄腻。

湿热郁于肝胆，湿热交蒸，阻遏胆道，胆汁不循正道外溢肌肤，故巩膜及全身皮肤黄染。热为阳邪，故黄色鲜明如橘。湿热壅滞，气机不利，攻撑胁肋作痛。湿热壅遏，扰及膀胱，伤耗津液，气化不利，

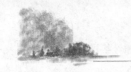

故尿少黄涩。湿热扰动胃腑则恶心呕吐。湿热之邪郁蒸不解，困阻脾胃，运化功能减退，故脘腹胀满，不思饮食。伴有外感则发热恶寒。

治法：清利湿热。方用茵陈蒿汤加减。

肝胆湿热以黄疸为主症，辨证时要注意黄疸色泽的变化。热重于湿者，黄色鲜明如桔；湿重于热者，黄色稍次之，俱属阳黄范畴。若黄色晦暗如烟熏者为阴黄，乃是寒湿郁滞脾胃，阳气不宣，胆汁外泄肌肤所致。如黄疸暴作，神志昏迷，多为肝萎缩导致的肝性昏迷、病势危笃，要及时组织中西医共同抢救。

十一、肝胆不宁

主症主脉：虚烦不寐，或噩梦惊恐，触事易惊，或善恐如人将捕之状，短气乏力、目视不明、苔薄白、脉弦细。

此为肝阴虚和胆气虚同现之证，颇类似神经官能症。中医认为肝性刚强，比喻为"将军之官"，说它在功能正常的情况下，无所畏惧。阴虚不能柔其刚性，则刚强难制，一般表现为性急易怒，每每影响到神志不安。久之反致肝气不足。胆禀受肝之余气、肝虚则胆虚，胆虚则遇事易惊善恐。"肝受血而能视"，肝虚则视物不明。此证名曰"肝胆不宁"，实则与心有关。

治法：养血安神。方用酸枣仁汤加减，重用酸枣仁。

十二、脾肾阳虚

主症主脉：身寒肢冷，气短懒言，身体倦怠，大便溏泄或五更泄泻，或见浮肿，甚则腹满臌胀，舌淡苔白润，脉细弱。

大多数由于肾阳衰弱，不能温养脾阳导致脾阳虚者；也有因脾阳不振而累及肾阳者。二者仅是出现的先后顺序有别，可以互为因果，最后则是脾肾两脏的阳气俱虚的局面。脾阳气虚弱，运化失健，气血化生无源，故气短懒言，倦怠乏力。饮食不为脾所运化，故腹胀纳呆而便溏。肾阳衰微，阳气不能敷布于外，故身寒肢冷。"肾为胃关"，肾阳衰弱不能蒸化水谷，故在阳气未复，阴气极盛之五更黎明发生泄泻。肾主水，脾主运化水湿，脾肾俱虚则不能运化水液，水液潴留体内，溢于肌肤，故见水肿。水湿停于腹中则腹满臌胀（臌胀之病，有虚、实、寒、热、湿、血瘀、气滞之分，此证所叙，仅为其中之一），苔脉俱为虚弱的表现。

治法：温补脾肾。实脾饮、附子理中汤、真武汤之类，可依证需要选择使用。

脾肾阳虚都有一派阳气虚弱的表现，辨证时并无困难。上列之证是以脾阳虚为主的，而肾阳虚仅为一五更泄，身寒肢冷并不是肾阳虚独具之证。脾主四肢，脾阳虚时阳气失却温煦之性，不能布达于四肢也有肢冷的感觉，同时腹部也有冷感。水肿和臌胀，固然脾肾阳虚者有之，单纯的脾阳虚时也未尝不可出现，理论上如此，实践证明也是如此。一般应该有腰酸膝冷，阳痿耳鸣。虽然没有写出来，为的是锻炼初学同志们的理解能力。善于思考是每个医生必不可少的学习精神。辨别是以脾阳虚还是以肾阳虚为主，绝不能为"补土派"或"补火派"的门户之见所左右，陷入无益的争论中去，而是为立法用药提供确实的依据。

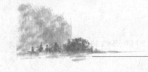

十三、脾胃失和

主症主脉：胃脘痞满，隐痛绵绵，不思饮食，食入难化，嗳气作呃，甚则呕吐、脉细、苔白。

脾胃互为表里，是消化系统中最重要的器官，因此合称"后天之本"。胃主纳食，脾主运化，胃喜润恶燥，脾喜燥恶湿。胃以通降浊气为顺；脾以上升清气为正常，二者相成相辅，共济协调是为正常。现在却是胃气弱不思饮食，食入则难消化（腐熟），引起胃脘痞满，绵绵作痛（痛不剧烈，知非气滞血瘀，无吞酸嗳腐也非食积，痛不引胸胁当不是肝气犯胃，无喜温喜按也不是寒邪攻撑），胃气失其和降之性则嗳气作呃，甚则呕吐拒纳。纯系一派胃弱的表现，没有更多的脾运失健的症状，乃是胃病未影响到脾的运化，因此，称之为脾胃失和。

治法：消导理气。方用保和汤（医学心悟方）。

一般说胃病多影响到脾，或脾病累及胃，而经常见到的是脏腑同病，现仅有胃病而脾健，而此种又非系肝气、寒邪、食积、痰饮、湿热、瘀血造成的。故列为脾胃失和，治疗此类病多用消导法，即所谓"以通为补"的意思。

十四、脾胃虚弱

主症主脉：面色萎黄，饮食稍多即吐，脘腹胀满，倦怠乏力，口干不欲饮，大便溏泄、舌淡、脉弱。

胃气虚弱则不能腐熟水谷，故进食稍多（并不是超过习惯定量）

即呕吐拒纳。脾胃虚弱，消化不良，食滞气机，故脘腹胀满。脾胃虚弱，不能运化水谷精微，气血化源不足，气弱血虚，不能上荣于面，故面色萎黄；不能充养四肢则倦怠无力。脾虚不能运化水湿，故大便溏泄。口干不欲饮水者为内有水湿停滞的缘故。

治法：健脾益胃。方用香砂六君汤加减。

十五、脾胃虚寒

主症主脉：脘腹隐痛，泛吐清水，喜暖喜按，神疲乏力，四肢不温，大便溏泄，甚则完谷不化，苔白，脉缓弱。

脾寒胃弱，纳食减少，运化迟缓，故痛而不甚并泛吐清水。虚寒内生，故脘腹痛而喜暖喜按。阳虚内寒，不能温煦四肢，故四肢冷而不温。脾失健运，气血化生不良，故神疲乏力。不能运化水湿则大便溏泄。脾阳被寒湿困阻，不能腐熟蒸化水谷则完谷不化，苔脉俱为虚寒之证。

治法：温脾健胃。方用黄芪建中汤加减。

脾胃虚寒多在脾胃虚弱的基础上发生，其区别之处在于四肢不温，喜暖喜按等阳虚的证候。二者均有大便溏泄。阳虚内寒，不能蒸化水谷，所以出现完谷不化，要比脾胃虚弱严重些。

十六、肝肾阴虚

主症主脉：头晕目眩、耳鸣盗汗、腰膝酸软、咽干颧红、五心烦热、遗精、脱发、视物不明、脉细数、舌红无苔。

肝藏血、肾藏精、精血互生。肝血不足可以影响到肾精的生成，肾精亏虚也要影响到肝血的生成。故有"肝肾同源"的说法。肝肾阴虚，清空失养，虚火上扰，故头晕目眩。阴虚不能敛阳，阴液随虚火外泄或为虚火逼阴外泄，故见盗汗。腰为肾之外府，肾主骨，肝主筋，膝为筋之府，肝肾阴虚，故腰膝酸软。阴虚生内热，虚火灼伤虚阴，故咽干而颧红。阴虚不能制虚火，虚火外泄，故五心烦热。肾虚则精关不固，虚火扰动精关，故时见遗精。发为血之余，肝肾同主之，肝肾阴虚，内不能濡脏，外不能荣发，故毛发容易折断脱落。肝开窍于目，"肝受血而能视"，肝血不足，目失所养，故视物不明而干涩，甚则发生夜盲。阴虚则脉细，虚火扰动则兼数。舌红无苔少津乃阴虚的特征。

治法：滋补肝肾。方用杞菊地黄汤加减。

肝肾阴虚除因失血造成外，大多由于肾阴不足，不能养肝，从前叫做"水不涵木"，近日称为"血不养肝"。实为肝肾同病。肾阴虚者多生内热（虚火妄动），有时并不兼见肝阴虚的证候。肝肾阴虚皆伴有假的实象，其中肝风内动，阳失潜藏的假象最能迷惑人，辨证时尤需格外留意。

第二部分

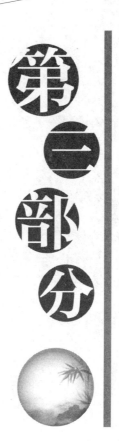

伤寒温病治外感——六经、卫气营血、三焦辨证

第九章　伤寒六经辨证

概　论

　　《伤寒论》对于初学辨证的人来说是非常有益的。它教导我们辨证时应掌握的要领。六经分类是根据临床证候进行分类的方法，它把外感热病发展过程中出现的多种证候，结合病人体质的强弱，脏腑经络功能及特点，有机地密切联系起来，采取周密而系统的分析，定出六个不同的类型，使用不同的方法予以治疗，以适应复杂的病理机制的需要。这样就要求我们在辨证之际，不但要以证候为主要的依据，而且让我们知道同一证候发生在不同体质人的身上，其具体治疗方法应该有所不同。医生在一大堆错综复杂的证候面前，需要运用丰富的医学知识，结合病人各方面的情况进行分析、归纳，最后得出结论，定出治疗方案。也就是说，医生不但要着眼于病，更要着眼于人，不仅要治病，而且"治人"，这就是中医的整体观念。

"六经"一词来源于《内经》。《伤寒论》的六经却赋予了它新的内容，把它作为"辨证论治"的纲领。根据外感热病发展过程中出现的各种证候，病变部位，病势程度，致病原因，发病机制，病人体质等诸方面的情况，有目的地综合归纳为六个不同的证候类型。如正气旺盛、抵抗力强、病情属表、属实、属热的为三阳病；正气不足、抵抗力弱、病情属里、属虚、属寒的为三阴病。三阳病中又分出经证和腑证。三阴病中也有虚中夹实的，这样使我们层层深入，进行分析，务必中的而后止。三阳病既可以经过治疗而痊愈，也可以继续发展而成三阴病；三阴病经治疗也可以转变为三阳病。既可以一经独病，也可以成为二经以上的"合病"，和一经未罢一经又现的"并病"。

六经辨证中实际贯穿着"八纲"的内容。这样就有条制：深入细致地了解疾病的全部过程，从而进一步研究证候之间的相互关系，掌握病情发展的规律。这种由浅到深、由表及里、由简到繁的分析归纳过程，就是中医辨证的思维过程。只有如此，才能避免主观性，防止片面性，不至于发生错误或少发生错误。于是要求医生不仅要将病人的主观感觉和客观检查的结果结合起来，才能抓住疾病的本质，而且还要分辨出疾病处于什么阶段，以及推测疾病发展演变的规律是怎样的。我们医生既不能违背这种原则，又要灵活地运用这种原则，才能透过现象看本质，去伪存真地对疾病进行分析。

六经辨证并不完全是针对外感热病或急性传染病的，如临床中见到的太阴病或少阴病，并不见得都和外感有密切联系，也不一定都是由三阳病传来的。就是列入太阳篇的小建中汤证，炙甘草汤证并不完全是由于误治造成的。对这类疾病的辨证则不一定拘泥于六经分类法，也可以用脏腑辨证来处理。治疗时可以采用《伤寒论》的方剂，所谓

"经方"，也可以用其他功能类似的方药。其实完全可以自己选药组方，只有那些不善于灵活运用，化裁加减，往往发生"胶柱鼓瑟"的弊病。师其法而灵活变通，疗效方著。

太阳病

太阳主表，统管人身营卫。凡外邪侵犯人体，必先犯肌表，太阳首当其冲，所以病邪由表入侵者，没有不见太阳病的，故太阳又称为六经的"藩篱"。因此，太阳病就意味着病邪在表，是外感热病发展过程中的初期阶段。值得说明的是，温病学说以为"温邪上受，首先犯肺"，表证的显现都是"肺病"，因肺主表，主人体皮毛。伤寒的致病因素为寒，温病则为温邪，病邪性质不同，解释的方法有异，其实是"异途同归"，有"异曲同工"之妙，不可认为二者相抵触。

每当气候发生急剧变化，或身体抵抗力不足，不能随着气候的变化而做出适应的调节，就会发生疾病，即《内经》说的："邪之所奏，其气必虚"的意思。伤寒的病因有风、寒、暑、湿、燥、火的不同，当然以风和寒为多见；病人体质有胖瘦强弱之别，同一病因加诸于不同体质人的身上，有从寒化者，有从热化者，有中经者，有中腑者，于是出现了种种不同的兼症。一般太阳病分为经证和腑证二大类。经证中又分伤寒，中风两种类型（还有温病，将在温病章中叙述），腑证中有蓄水证和蓄血证的不同。至于"并病"，"合病"和误治造成的"坏病"，虽在太阳病中讲，实际并不完全属于太阳病的范畴。

一、太阳经证

太阳病是外感热病发展过程中的初期阶段，由于感受风寒的浅深程度不同，人体素质有异，所表现出来的脉证也就有差别。一般分别以表虚和表实的形式出现。表虚即是中风，表实即为伤寒。虽然二者的脉证有所不同，但都是邪犯肌表，尚未深入的表现，治疗时当解除表邪，驱邪外出为治疗大法。

1. 中风

主症主脉：头项强痛、恶风发热、汗出、或鼻鸣干呕，脉浮缓或浮弱。

此处指的中风即通常所谓的"伤风感冒"，并非杂病的中风。在体质较弱，抗病能力低下的情况下，遭到风邪的侵犯，就会出现恶风发热、汗出，这是机体正气抵御外邪、正邪相争于表的反映。恶风和恶寒只是程度上轻重不同，并无本质的差别，严格分别则是恶风当风则恶之，若居处室中没有风则"泰然自若"；恶寒则是虽居密室之中无风依然恶寒怕冷。发热时因体质较弱，卫气不固，腠理失密、毛窍开张，故自汗出。风属阳邪，性喜扰上，所以发生头痛。项背为足太阳膀胱经循行部位，邪犯太阳之经故见项背痠痛。脉浮者为邪在表。缓，作和缓解释，不能认作迟缓。弱为正气不足。至于鼻鸣干呕，并非中风所必具之证，乃是风邪扰动胃气，致使消化不良而引起干呕，不同于胃气受伤或少阳病的喜呕。

中风和伤寒鉴别之处，在于汗之有无，脉的紧与缓的不同。一般书写病案往往用"风邪束表、营卫不和、表卫不同"来表达。治疗时当疏风解肌，调和营卫。所谓解肌，也就是调和营卫。营具有营养机体作用，行于脉中；卫有温润皮肤，司汗腺的开合，行于脉外。现卫强营弱，营弱则汗不能自主，卫强则汗不能固摄，故需要用药物予以调和，使之微汗，借汗驱邪外出，但不可大汗淋漓。治此证的代表方剂为桂枝汤。至于兼症视其所兼为何，增加适当的药物兼而治之即可。

2. 伤寒

主症主脉：头项强痛，发热恶寒、无汗、体痛而喘、脉浮紧。

寒为阴邪，最能伤人阳气，阳气被伤必然有恶寒怕冷的感觉，是寒邪束表，卫气不得外达的缘故。寒主凝闭，性主收引，所以寒邪束于肌表时就引起经脉收引，腠理闭塞，因之出现头项强痛，体酸无汗。寒邪被郁无出路，犯肺则致肺气不宣而作喘；邪犯肌表则脉浮；寒邪郁闭卫阳则脉见紧。如果病人开始只怕寒不发热，是寒邪初客肌表尚未郁而化热，过一段时间就会发热的，或者恶寒时体温已经升高。倘若始终只寒不热，那就不属于太阳病了。辨伤寒的病机必须抓住一个"寒"字和"表"字，而表寒的重点又在于"无汗"二字。书写病案多用："风寒束表，卫阳被遏"。

"寒者温之"。治疗伤寒宜辛温解表，宣肺平喘。方用麻黄汤。兼症则兼顾之。至于小青龙汤、大青龙汤、葛根汤诸证，都是为伤寒的变证而设，不可不知。

二、太阳腑证

1. 蓄水证

主症主脉：发热、汗出、烦渴、小便不利，少腹满、或渴欲饮水、水入即吐、脉浮数。

蓄水证的病机主要是在经的表热，不能从汗而解，反而循经入里，传入膀胱之腑，致使水热互结所造成的。发热、汗出为表邪留恋不去，其他证候则为水热互结于膀胱，致使膀胱气化功能失常，不能通调水道、小便不利、蓄于膀胱，故少腹满胀。津液不能蒸布于上（气化不行）则见口渴。饮水之后因气化不利、愈饮愈渴，渴甚则见烦躁。饮水入胃，不能转化，停滞胃中，继饮则胃生格拒，故饮入即吐。

蓄水证诊断要点是口渴欲饮，饮而愈渴或饮入即吐，且伴有小便不利、少腹胀满，与胃热的消渴引饮者不同。其他证也有口渴。鉴别之处在于蓄水证必有小便不利和少腹满，他证却无此症状。

蓄水证是表里同病，治当表里双解。重在化气行水，兼解表邪，水去则热无所依，不能与之互结，病可望痊。方用五苓散。

2. 蓄血证

主症主脉：如狂或发狂、小便自利，少腹急结或硬满、脉沉微或沉结。

太阳表邪不解，邪热传腑、入于血分，蓄积在少腹，血受热蒸、瘀积停滞，热入于血则扰及心神，故见如狂或发狂。如狂是未到发狂的程度，发狂则乱说乱动，弃衣而走，登高而歌，逾墙越壁等一派狂妄之象。血蓄于少腹下焦，恰为膀胱所居之位，实际与膀胱本身并无关系。还有是因夙有瘀血之疾，与外感邪热互结于阳明也能造成蓄血证。蓄血证一般是没有表证的。小便自利是与蓄水证鉴别的要点。膀胱气化功能失常则小便不利，蓄血不关气化故小便自利。脉沉者为病在里，结为热与血结，阻滞不通，脉道不利的缘故。

如狂为病轻可用泄热活血化瘀之法，方用桃核承气汤缓攻。发狂者病重，可用破血化瘀的峻剂——抵当汤，峻逐瘀血。介于二者之间的可用抵当丸稍缓其性。

至于因误治造成结胸证、脏结证、痞证或坏病、里虚证，则不属太阳病主症的范畴，所以从略。

阳明病

太阳主表，阳明主里。阳明外主肌肉，内属胃腑。病至阳明是病邪由表向里发展，此时的正气不衰，邪气又盛，邪正剧烈争斗，表现出阳气异常亢盛，是热性病中热邪最盛的阶段，故称阳明为里热实证。此时病人表邪已解，里热非常炽盛。由于病人体质不同，病邪有轻有重，所以阳明病也有经证和腑证之分。阳明病以"胃家实"为提纲。胃泛指胃肠，实为邪盛。此三字概括了经腑二证。凡邪热未与肠中燥屎相结者，病情较轻（有热无积）为经证，邪热与燥屎相结者（有热有积）病情较重为腑证。此外尚有阳明发黄之证。

阳明病来势汹汹，邪热极盛，貌似强大，但此时机体抗病能力旺盛、阳气充足，有条件与病邪决一胜负，只要医生抓住战机，处理得当，帮助正气直挫病邪，是可以获得良好效果的。医生在此关键时刻，万万不可犹豫徘徊，坐失良机，纵寇猖獗，姑息养奸。当清者清，当下者下，大刀阔斧，斩热杀邪，荡涤里实，疾病就会治愈。

一、阳明经证

主症主脉：身大热、汗大出、口大渴、脉洪大，或兼有气粗如喘，

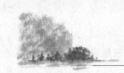

心烦谵语等。

阳明经证的确立，必须具有所谓"四大"（大热、大汗、大渴、脉洪大）。邪热郁于阳明之里，弥漫全身，正邪俱实、争斗激烈、里热蒸迫则身火热。所谓大热，不但病人自觉发热恶热，而且按之灼手。郁热在里，逼津液外泄则大汗出，犹如蒸气时火力旺盛则水变蒸气而外溢。内有邪热消灼津液，外有汗泄过多，津液伤耗过多故口渴而喜冷饮，欲借外来之水以补津液之不足，借冷以直折其热。邪热内迫，正气力敌，二强相遇，声色壮丽，且阳明多气又多血，故脉洪大有力。热壅于肺，肃降失权，故气粗如喘。如喘并非真喘。热扰心经则烦躁，重则发生谵语。此时病机主要是内有大热，津液严重耗伤，津伤因于热。

治疗宜清热生津。方用白虎汤。津伤严重者加人参（北沙参）。兼其他证者兼顾之。总之以清热为主，清热方能保津。方中生石膏用量不宜过轻。

二、阳明腑证

主症主脉：腹满而痛，便秘、潮热、谵语、甚者神昏，循衣摸床，脉沉实，苔黄燥。

此时的病机为邪热传里与肠中糟粕相结，燥结于中，热扰神明。中医对阳明腑证多用痞、满、燥、实四字加以概括。"痞"是自觉胸脘有压重闷塞感；"满"是自觉脘腹胀满，按之有抵抗感；"燥"指肠中粪便，既燥且坚按之腹部坚硬；"实"为胃肠有燥屎与宿食等有形实邪，兼有便秘或下利而腹满不减。治疗时围绕着便秘而予以"下"。肠中津液为邪热伤耗，加之与肠中燥屎相结，而成大便秘结之证。燥屎停滞不得通下，腑气为之不通，故腹满而作痛。邪热与燥屎相结，邪无出路，仍稽体内，故有潮热（大热）之作，热扰心神则发生谵语，甚至神志昏迷，精神错乱，发生谵妄（幼视）而循衣摸床。脉沉为病在里，实为邪盛正不衰；苔黄燥为邪热伤阴。此时只要抓住"热结燥实"四字，就算掌握了病机，它是一切矛盾的总根源。

治疗时根据病情的轻重缓急不同情况，分别采用不同的下法：轻下、重下（急下）、和下、润导之法。借泻下达到通便，排除实热，保住津液。病案通常写作："通便泄热，急下存阴"。一般要求在表邪已解（无恶寒，有一分恶寒便有一分表证），里有实热，或燥屎内结的情况下最为适宜。当痞、满、燥、实俱备的情况下用重下（急下）法，方用大承气汤，攻坚破结，涤荡胃肠，把阻塞不通之坚结一鼓荡平、不急下之则不能转危为安。在燥屎初结，痞满而实、而燥坚不甚者（气滞较甚，燥热较轻）用轻下法，方用小承气汤，排除肠间热滞。热邪结于胃肠而痞满不甚者，用调胃承气汤和下（即缓和的泻下法）。热退（热病后期）津液不足，体质虚弱的便秘用麻仁丸润下。

三、阳明发黄

主症主脉： 面目周身皮肤俱黄，无汗，但头汗出，小便不利，心中懊恼、口渴，大便秘结，腹满，脉弦数，或兼有表证。

不论是由于湿热郁蒸，还是误治皆能造成黄疸。此证当为阳黄，非阴黄也。里热炽盛的阳明病，本当出汗，使内热有外泄的机会。现身上无汗则热无处得泄；小便不利热不能从小便排出、致湿热熏蒸，胆汁不循常道而外溢于肌肤则生黄疸。内热不能外达而上蒸于额则见头汗出。热盛伤津则见大便秘结、腹胀满、口渴等。湿热熏蒸扰动胃中浊气使之上逆，则为心中懊憹，恶心欲吐。肝胆热盛则见脉弦数。只要抓住"湿热郁蒸"四字就可以解释全部证候了。

治疗宜清热利湿。方用茵陈蒿汤。兼有表证者用麻黄连翘赤小豆汤。

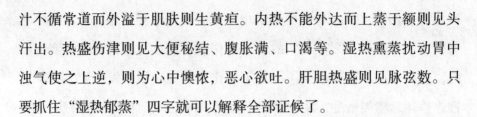

少阳病

太阳是表证，阳明为里证，少阳为半表半里证。当病邪未完全离开太阳尚未完全传入阳明，界于半表半里之际，是伤寒病进退的关键。此时既有寒热往来的表证，又有胸胁苦满，不欲饮食，心烦喜呕，口苦咽干的里证，既不完全是表证，又非纯属阳明之里证，在此种意义上称之为半表半里，并不是邪在半表半里也。少阳病的病变多在人体两侧，即胆经循行部位。因为它为半表半里之证，其见证则有偏于表和偏于里的差别；病势的发展有趋向表和向里的不同转归。正胜邪却者，病邪向表预后佳良，即由重转轻，邪盛正衰，病邪向深入里，是由轻变重。因此称少阳病为"枢"，枢即出入进退的转折点。

少阳经本证

主症主脉：寒热往来，胸胁苦满、不欲饮食、心烦喜呕、口苦咽干、目眩、脉弦。

少阳属胆经，循人体两侧。人遭邪袭之后，正邪相争，搏结于人体两胸胁故出现胸胁胀满；胆气被郁化热，蒸于上则见口苦。热邪必伤阴，津液被灼，胆火上炎故见咽喉干燥。胆热熏蒸于目，清窍被扰则见头昏目眩。邪热布于胸胁，进而影响到胃的消化功能则默默不欲饮食，甚至有烦热的感觉，必须呕吐出来后方感舒服，故喜呕。邪正相互争胜，出于阳则热，入于阴则寒，所以寒热交替出现，故见寒热往来。脉弦是胆因热扰自旺的表现。

少阳病既不纯属表证，汗法无益；未全入里，亦不可泻下。因此，只有用和解表里之法方为合宜。方用小柴胡汤。只要出现一二主症即可应用，不必等全部证候俱备，此为《伤寒论》原文交待过的。至于少阳病的变证或兼症，就不一一交代了。认清了主症、兼症就不难解决。

值得特别提出的是"热入血室"。大多数发生在妇女身上，在临床上见到的情况是，时逢经水初来或将尽之际，感受外邪的侵袭，邪热乘机陷入而成的，可以询问月经的变化情况即可确定。

一般说，经水适来之际，因邪热内陷而致经水不行者，血结的程度较重，症状多偏于里证，出现胸胁胀满，状似结胸，此时表证全无而神志不清，烦躁昏狂，谵言妄语，夜间尤甚，或热入血室而迫血妄行出现下血证。在月经末期，邪热乘虚而入者，血结的程度较轻，症状多偏于表。治疗多用小柴胡汤和解表里，或配合针刺期门而获效。

太阴病

太阴属脾与阳明胃相为表里，同主中焦。三阴病以虚寒性里证为多，太阴病就是脾的里虚寒证。是三阴病中比较轻浅的病证。它和阳明里证恰恰相反，阳明证属里实热证。一虚一实、一寒一热，所以说："虚则太阴，实则阳明"就是这个道理。太阴病可由三阳经传来，也可以因脾胃本身虚寒而罹病，前者谓之"传经"，后者谓之"直中"。不论成因为何，皆为虚寒，治疗方法并没有原则区别，有表证者兼解表，但总不能改变健脾燥湿、温阳散寒的法则。

主症主脉：腹满时痛、吐利、不欲食，若下之，必胸下结硬、脉沉细。

此时病机为脾阳不振，水湿内阻，致使运化失常。脾阳虚弱，寒邪乘之，水湿不化，气机阻滞，寒性凝闭，攻撑于腹则腹胀满而作痛。因于虚寒而发，所以得温得按则痛满可减为特点，和阳明病的绕脐痛拒按者截然不同。吐为呕吐，泻为腹泻。脾阳虚不能健运，清浊不分，上逆入胃则发生呕吐，下走大肠则发生泄泻。又脾胃虚寒，健运失职，消化机能紊乱，故不欲食以免加重脾胃的负担。倘若此时辨证乖谬，误认为实邪停滞，予以攻下，则犯"虚虚"之戒；脾受戕伤，阳气益加衰惫，寒邪凝结不化而致胸下结硬，或脾阳下陷而自利愈甚。沉脉主里，弱为正气不足。总之为阳虚气弱，不能鼓动脉气，加之寒性凝闭，压抑脉道所以脉见沉弱。

病机既为脾阳不振，健运失职，治当温阳散寒，燥化寒湿。方用理中汤。辨证时抓住虚寒湿三字则治疗必着重于健脾、温阳、燥湿，如此，就能掌握太阴病的证治实质了。至于兼表而表急者先解表后温里；里急者先温里后解表；表里俱急者予以表理双解，乃是兼症的治法。一般讲，太阴病是慎用苦寒或泻下的。

少阴病

少阴指手少阴心、足少阴肾。少阴病是全身机能已濒于衰惫状态，尤其表现在心肾阳气不振，阴寒内盛，故全身功能以虚寒为主。心主血属阳，肾主水属阴，心肾二脏都各有阴阳。于是少阴病的发展趋势有两种前途：偏于心肾阳虚者易从寒化，出现一派虚寒证候，甚至造成亡阳的危险；偏于心肾阴虚易从热化，出现一派阴虚内热的证候，造成阴虚，甚至阴阳俱虚。然而少阴病的主要脉证是："脉微细，但欲寐"。脉微为阳气衰弱，细为气血不足。由于正气极度衰弱，精神异常萎靡，出现了欲睡不能的似睡非睡，昏昏沉沉，迷迷糊糊、不省人事的现象，叫"但欲寐"。此与热扰心神的昏迷不省人事者截然不同，要仔细审证，谨慎小心，万不可粗心大意，以免偾事。总之，少阴病是六经病发展过程中最危险的阶段，死候较多，必须格外注意，处处提防为要。

一、寒化证

主症主脉：四肢厥逆，下利清谷、恶寒蜷卧，脉微欲绝。

上述见证一派阳虚欲脱之象，病势危重，命在旦夕，身体机能与代谢活动极衰弱。肾阳衰惫，不能温脾，四肢失却温煦，故见厥逆，轻者不过踝腕，重者可越膝肘。由于肾阳不足，影响到脾阳，则脾之健运失权，不能运化水湿，清浊不分，并走大肠则下利清谷、大便清

163

稀，完谷不化，因属虚寒所以肛门不热反觉清冷。阳虚则阴盛，阳不胜寒则必然恶寒，虽然没有风寒存在，依然欲得重衣厚被，此寒从内生，欲借衣被保护极度衰弱的阳气。蜷卧是形容畏寒状态的，就是平常说的"缩为一团"。因为阳气衰弱不能温煦四肢纵然借助于衣被保温，而阳气仍感不支，故蜷缩而卧，意在使阳气成聚，勉强度过险关。既然阳气衰竭到如此境地，无法鼓动脉气，血气又少，故脉微细到重按时才略得其形，似有似无。

针对病机，治疗当用回阳救逆之法，以逐沉寒痼冷。方用四逆汤固护阳气，或用真武汤温阳逐水。阳气得振，阴寒自消。此时务必竭尽全力固护阳气。至于兼症、变证则兼顾之。去伪真存，不为假象所迷惑。总以回阳救逆为首务之急，不可稍有疏忽。

二、热化证

主症主脉：心烦、不得卧、口燥咽干、舌尖红赤，脉细数。

心肾阴虚，虚热内生，虚火上炎为其主要病机。肾阴不足，不能上承于心，致使心火旺盛，扰动心神则心烦碍眠。津液被虚火灼伤，加之火性炎上故口燥咽干。心开窍于舌，舌为心之苗，心经有热则见舌尖红赤。心火旺盛又能下吸肾阴、灼烁津液，使肾阴更加不足。心血不足，不能充盈血管则脉见细，虚热鼓动不足的血液则脉见数。此时的心经之热，切不可认为是心火炽盛的实热之证。辨证失之毫厘则治失千里矣。

此证虽为心肾二经之阴虚，然当以肾为主，"心肾不交"或"水火不济"主要责之肾水之不足，故治疗时当以育阴为主，清热为辅。方用黄连阿胶汤。至于"变证"是在此基础上发展而成的，仍离不开阴虚火旺的病机。治疗仍本着养阴为主，兼顾他证即可。有表证者解表，当下者即下，然需审证准确无误，不可贸然行事。即使解表也不可大发其汗；泻下宜缓不宜峻，孟浪用事必导致正邪俱亡的不良局面。

厥阴病

厥阴病是六经传变中最后的一经，也就是疾病发展过程中的最后阶段，到了正邪相争、进退消长的生死存亡的紧要关头，正气能够战胜邪气就可以获得好的转归，正不胜邪则病情恶化，甚至造成死亡。因为厥阴是三阴之末，所以也包含着阴尽阳生的意思。阳盛则热，阴盛则寒，病情既复杂又险恶。它的表现方式不是寒极就是热极，加之机体阴阳失调，故厥阴病以寒热交错为主，这是辨证时需要时刻注意的，治疗上也多寒热并用，是在不得已的情况下采用的方法，不可以此为常。更不可以《伤寒论》中有记载为借口。不分寒热而错乱投以温凉混杂之剂，反美其名曰"寒热并用"，"温清同施"。

一、上热下寒

主症主脉：消渴，气上撞心，心中疼热、饥而不欲食，食则吐蚘（蛔），下则利不止。

胸膈之中有热邪，热最能伤阴灼液，阴液被伤则口渴引饮，故见消渴；此时的消渴是饮水多而小便少，与《金匮要略》中的消渴饮一溲一者不同。邪热上逆则有心中疼热或气上撞心的感觉。胸膈有热则易饥消食，然此时为热在膈上，而胃中有寒，胃寒则纳细谷不香，故虽饥而不欲进食，与纯属胃热之消谷善饥者不同，也和脾胃虚寒之不欲饮食者有异。如果病人因有饥饿感而强进饮食则发生呕吐，格拒不纳。肠道有寄生虫者还可以吐出蛔虫。吐蛔是形容呕吐得厉害，不仅吐出胃中之物，而且肠中的蛔虫受到寒气的扰动也乘机窜上被呕出体外。如无蛔虫则不会吐蛔。此时若因审证不准，误认为宿食停滞胃肠予以攻下，药不对证，上热未必除去而下寒益甚，况寒性本有趋下之势，故发生下利不止。总之，阴阳以调和为顺，为常，现阴极而下寒，格拒在上的阳气，使阳气不能下交则见上热下寒之证，在上之阳气不能下交则下寒愈甚。

既然审证为上热下寒，病机为寒热交错，阳热并于上，阴寒盛于下，造成膈热而肠寒，蛔扰动于中。治当扶正温里、清热安蛔。方用乌梅丸或干姜黄连人参汤。

二、厥逆证

厥逆为四肢冷至肘膝以上，是阴阳之气不能相顺接所致。正常人的阴阳是保持平衡的，失去平衡则为病态，暮时就会发生厥逆。阴胜则厥多于热为病进；阳气胜则热多于厥，表示病退，这是根据厥的浅深，热的多少来确定邪正消长的。厥逆包括寒厥，热厥，蛔厥，脏厥。

1. 寒厥

大汗出，身热，下利。厥逆恶寒，腹内拘急，四肢痛。

《素问·厥论说》："阳气衰于下，则为寒厥"。伤寒病人经过大汗之后，理应热退脉静，现在病人大汗出而热不退，反而增加了腹部拘急，四肢疼痛，下利，手足厥冷而恶寒，这是因为汗多亡阳，阴寒内盛的缘故，不可见身热（此热为假象，参见真寒假热）而用寒凉清热。治当温经散寒，回阳救逆。方用四逆汤。也有因汗、下伤阴，阳随阴亡者，也宜以四逆汤急救。使大汗、大泻及早停止，挽救危亡。

2. 热厥

手足厥冷、口舌干燥思冷饮，大便秘结，苔黄燥或焦黑。

热厥与寒厥的病机截然不同，主要是由于阳盛于内，格阴于外，形成了"真热假寒"的现象，即所谓"热深厥深"。因为它有手足厥冷的现象，很容易使经验不足的医生上当受骗，被假象所迷惑（寒厥有身热也容易使人想到是热而予以清）。其鉴别之点必须根据疾病发展过程，结合伴随厥逆出现的脉证，详敲细推则不难辨认。此证除手足厥冷外，完全是一派热象，也就是说手足厥冷是假象，全面分析庶不致误诊。方用白虎汤清热保津，或用小承气汤泻下燥实，依见证不同而选择使用。

3. 脏厥

四肢厥逆，肤冷，躁无安时，脉微弱。

此证乃因平素阳气不足，病后真阳衰微，脾失健运，引起胃中阳虚，不能运化水谷，脏腑组织器官得不到精微物质的营养，以致发生四肢及全身皮肤发冷，躁扰不得安宁，成为阴盛阳欲脱之证。阳回阴退则生，阳不能回者病重危笃甚至发生死亡。治以四逆加人参汤，回阳救逆，补气复阳。

4. 蛔厥

腹绞痛，甚者汗出，或吐涎沫或蛔虫，时发时止，四肢厥冷，或

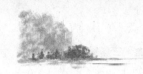

伴有寒热。

此证必未病之前即有蛔虫病，此时种种现象皆因蛔虫内扰所致，该证颇似现代医学中的胆道蛔虫病。治以温脏安蛔。方用乌梅丸。

三、下利呕吐证

胃肠为消化食物的器官，当受到邪气侵犯，寒热积滞时，上逆则发生呕吐，下行则变为泄泻下利。

湿热下利症见下痢脓血，腹痛，里急后晕，肛门灼热，口渴，脉滑数有力。治以白头翁汤，清热解毒，凉血止痢。

虚寒下利症见下利清谷、腹痛、形寒肢冷、脉沉迟。治以桃花汤，温中和胃涩肠。

寒饮呕吐症见干呕、吐涎沫、头痛、四肢厥冷、烦躁。此为寒饮内伏，寒气上逆，触动饮邪引起呕吐。厥气上冲则发生头痛。治当温里散寒、降逆补虚。方用吴茱萸汤。

发热呕吐症见呕吐发热，此为厥阴外传少阳，表示里证出表，邪气有外达之势，是良好的转归。治以小柴胡汤和解之。

里实呕吐可用攻下法，腑气通则胃气下降，呕吐很快就停止了。虚证的呕吐为阳虚欲脱，上逆作呕，证情笃重，治疗较为棘手，慎审用药亦可挽救危亡，只是费时日而已。

对于厥阴病预后的判断，可从脉象的变化，发热的多少，口渴的程度，下利的轻重，饮食佳良与否多方面综合分析，不予详细介绍，可参考《伤寒论》专书。

对于六经的传变，不必拘泥，只要把传经当成是疾病发展的一般规律就可以了。同时也说明了六经之间是一个相互影响的整体，并不是孤立存在的，更不是固定不变的，所以不作介绍了。

至于"合病"、"并病"，只要对六经各主症搞清楚了，对这些方面的分析自然会辨认的。还有误治的"坏病"，也没有什么特殊的意思，按照"辨证论治"的精神处理，在治疗上不再犯错误，自然能收到疗效。

总之，一部伟大的《伤寒论》是教人如何辨证，如何论治的。追根溯源，应该用心阅读，否则对温病、杂病的辨证都会带来困难，它是从事中医诊疗工作的同志必读之书。

第十章 温病辨证

尽管每种温病都有它的独自的特点，可以分出许多类型，例如某脏或某腑，但它总超越不出卫气营血和三焦的辨证范畴，只要熟悉脏腑的正常功能，然后结合温病的辨证方法，就可以"执简驭繁"地进行"辨证施治"。

——冯先波

概 论

温病是多种急性热性病的总称，是外感热病中的一大类型。温病的命名早在《内经》中便有记载。由于学术的不断发展，后人根据实际情况，逐渐成立了独立的名称，发展成温病学说的理论体系。倘追根溯源，温病学是从《伤寒论》的基础上进一步发展起来的，可以从很多方面找到它们之间的联系。如温病学说的创始人之一的叶天士说："辨营卫气血虽与伤寒同，若论治法则与伤寒大异也。"所谓与伤寒相同者，是指《伤寒论》的辨证纲领对温病学说的理论体系的创立有很大的启发作用；所谓治法大异者，是指治疗温病的基本法则是宜凉不宜温，并不是说伤寒与温病的治法就毫无联系。恰恰相反，《伤寒论》中的许多方剂，尤其是治疗阳明病的许多方剂，稍加增减变化，即成为治疗温病的常用的有效方剂。如由承气汤变化出的增液承气汤、牛黄承气汤等；白虎汤变化出化斑汤即是。太阳病中也有黄芩汤加葱头，治疗温病初期里热怫郁于表之证；少阴病的黄连阿胶汤治温病末期的阴分已伤、壮火尚炽之证。炙甘草汤是几个加减复脉汤的变化依据。从这些方面都有明显的联系便是例证。

那种把伤寒和温病对立起来的"水火不相容"的说法，是不恰当的。应当说《伤寒论》是为温病学的发展奠定了基础；温病学说的发展则是《伤寒论》的进一步发展。当然，这并不意味着伤寒和温病可以混为一谈。前面讲的是《伤寒论》与温病学的关系，就狭义的伤寒和温病来说，则有明显的区别，首先在辨证时有无恶寒和口渴为重要鉴别之点。一般说，伤寒之初即有恶寒，未化热前口不渴；温病开始时多无恶寒或恶寒很轻，口渴却于证之初即明显表露出来，在治法方面，则伤寒宜辛温解表，温病则宜辛凉解表。至于对验舌、斑疹、白痦的观察则是《伤寒论》中所未载的，在这方面讲。应该说是温病学发展的新贡献。

我们可以这样说，温病是外感热病中一大类型，其特点是热象较盛，易于化燥伤阴。它是历代医学家通过长期临床实践，细致观察，逐渐认识到温病的发病机制与证候变化的特点，并创造出了许多新颖的治疗方法，丰富了治疗外感热病的内容。我们应该取消"门户之见"，广开思路，吸取其精华，走中西医结合的正确道路，创造出我国

新型的医药学。

温病是人体感受四时不正之气后，所引起的多种急性热性病的总称。由于四时气候变化的不同，病毒有异，人体体质强弱不同，病证有许多特点，因此，分别出许多类型。但它们有共同之处，即发病急骤，初起即见热象亢盛而口渴，易于伤阴。温病的命名是多方面的，如有以四时季节命名的，如春温、冬温；有以四时主气命名的，如风温、暑温、湿温；有以季节和主气结合起来命名的，如秋燥。此外，还有以具有传染性命名的，如温毒、温疫等。就其病变的性质而论，可用温热和湿热两大类予以概括。从其发病初起时的特点讲，则可分为表热和里热二大类。本篇着重讲温病的辨证方法及辨证时应该抓住的纲目。并不准备就每种具体病种进行详述，也不涉及新感与伏邪等专著中必不可少的内容。

作为一个临床中医，只要把温病的辨证分类方法——卫气营血辨证、三焦辨证搞清楚了，记熟了，尽管每种温病都有它的独自的特点，可以分出许多类型，例如某脏或某腑，但它总超越不出卫气营血和三焦的辨证范畴，只要熟悉脏腑的正常功能，然后结合温病的辨证方法，就可以"执简驭繁"地进行"辨证施治"。也可以说，温病学中的许多病，最终还是要归结到卫气营血和三焦辨证这个基础上。对这些基本问题搞不清楚，处理具体病时必然发生困难，既无法进行辨证，也无法进行恰当的治疗。我们之所以狠抓基础知识，加强基本功的训练，就是因为它是辨证的根本，忽视了根本，就必然陷入"逐末弃本"的歧途，结果一定是"事倍功半"。若想深入钻研，最好是学习温病专著当有裨益，非本篇所能解决。

卫气营血辨证

卫气营血首见之于《内经》，主要是说明四者在人体的正常生理功能，在脏象篇中已经阐明。叶天士在此基础上，创造性地把卫气营血用来代表温病发展过程中的四个浅深不同的证候类型。并依此作为"辨证论治"的纲领，无疑是受到《伤寒论》六经辨证的启发，总结了前人的经验，结合自己的临床实践，承前启后地建立了温病学说的理论体系，使温病学得到了突出的发展，充实和丰富了祖国医学宝库的内容，成为温病学的理论基础，在祖国医学史上写下了光辉的一页。

温病和其他疾病一样，其致病原因是多方面的，证候表现的特点又各不相同，但其病理机制，演变规律却有其共同性，这是前人在长期医疗实践中，摸索、总结、归纳出来的行之有效的成功经验，成为中医对急性热性病辨证分类的一种方法，也可以说是热性病的辨证纲领。

温病是人体感受了温毒邪气之后，在正气低弱的情况下导致疾病的。因此，它以起病急骤、发病很快、进展迅速、变化多端为其特点。由于温病多由外邪侵入，所以它的发展演变过程，往往是由表入里，由浅至深的。所以说卫气营血辨证方法，是说明病邪浅深、病情轻重、病在何部的代名词，并从中发现了四者之间的关系——疾病的演变规律，为"辨证论治"提供了可靠的根据。

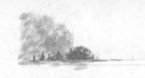

一、卫分辨证

主症主脉：发热、微恶寒、头痛、咳嗽、无汗或少汗、口微渴、脉浮数、苔薄白。

卫分具有温分肉、充肌肤、肥腠理、司开合的功能，主要是捍卫肌表。温邪侵犯人体，由外而入，必旨先犯及卫分，正邪相争于表则见上证。温邪入侵，卫气起而抗争则发生发热恶寒，因温邪属阳，其性为热，故发热重而恶寒轻。头为诸阳之会（诸阳经皆上行于头，故称之为诸阳之会，厥阴经亦上循巅顶），温邪袭表，温热上扰清空（火性炎上）则见头痛，此种痛为全头俱痛，整日如此，无减轻之时以区别于内伤头痛。肺合皮毛，卫气郁阻，则肺气不得宣散，故有咳嗽之作。卫气失其开合之职，则见无汗或少汗。倘自汗出或汗出不止，则为卫表不固的表虚证。温邪易于伤耗阴液，故病初即见口渴。证初即见口渴是与伤寒区别的重要标志，若开始无口渴现象，过几日才现口渴，则为伤寒化热伤津，便不宜称之为温病。脉浮者病在表，数者为邪热鼓动血液所致。苔白薄为邪气在表，尚未深入，没有扰动胃气。书写病案时往往用温邪犯肺、开合失常、肺失宣降等字句。

此时因病邪在表卫，治当泄卫透汗。病邪为温，故用辛凉解表之法，借汗驱邪外出而治愈疾病，这就是叶天士说的："在卫汗之可也"的意思，方用银翘散。

以上为邪在卫分的主症主脉，由于病邪程度不同，体质强弱有异，即使同为病邪在表卫，其证又有轻重之分，辨证论治时应当注意到具体情况而灵活对待。

《伤寒论》的太阳病和温病的邪在卫分，见证所差无几，共同点都是病邪在表，是热病的初期阶段，其区别点在于，伤于寒者恶寒重而发热轻；伤于温者发热重而恶寒轻。寒为阴邪，未化热时口多不渴。温为阳邪为害，故开始即有伤津口渴。治表寒当用辛温解表，治表热则宜辛凉解表，乃是一般的常识。费解之处在于对病理机制的解释。论伤寒多用足太阳膀胱经所主之表，论温病则用手太阴肺经合皮毛立论。一为膀胱经之表，一为肺合之皮毛，二者既非表里关系，又不是同一个系统，差异甚大，理由何在呢？仔细推敲之后，主要是致病因素的不同。伤寒的致病因素大多为寒，性主凝闭，太阳病的腑证为蓄水和蓄血，其部位在少腹膀胱处，所以将它们和膀胱经循行部位有目的地联系起来加以解释。肺居五脏之上，号称华盖，畏寒畏热（又称为娇脏），温邪之性喜扰上，易伤阴液，故叶天士提出："温邪上受，首先犯肺"，此说是对《伤寒论》的进一步发展，二者有相同之处——皆主表。不同之处在于，一为寒邪为害，一为温邪为患，故解释病机时就不相同。从前有人将伤寒和温病对峙起来，各执一端，实乃门户之见。我们应该取其精华和长处，不要卷入无益的争论中去，学术上的争论目的在于促进医学的发展，并不是有意识地抬高一派，贬低一派。

变　证

所谓变证即是在主症基础上的变化发展，并不是指《伤寒论》中因误治造成的变证。主要是因为身体的具体情况不同，病邪强弱有别而造成的变化。

1. 表寒证

除主症大部分存在外，以恶寒重于发热为特点，但又不同于《伤

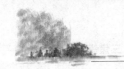

寒论》中的麻黄汤证，主要是因为感受的温邪较轻，是和伤于寒的表寒证的致病因素有所区别的。实际情况是表有寒而里有热，多用葱豉汤化裁治之。

2. 表热证

除具有卫分主症外，只是发热重而恶寒轻，关键在于感受的温邪强盛而正气不衰，因为有轻微的恶寒（中医认为有一分恶寒便有一分表证），便不同于邪入气分的里热炽盛，治疗时重用清热解表药即可，如银翘散、桑菊饮等。

3. 表湿证

除主症外，尚有全身困倦酸痛，胸闷，或伴有胃肠道症状。

湿性重浊黏滞，客于肌表则体重身倦，头重如裹。口不渴或渴喜热饮（欲借温汤化湿）。湿阻气机则胸闷胀满。入于胃肠则腹满下利，脘胀痞塞。前者为外湿与温邪相结所致，后者多为胃肠本身的功能失健，不能运化水湿，或湿邪乘机为害，是为内湿。

治外湿宜解表药中佐以渗湿之品，然不宜用辛温燥湿之品，以免助长温邪之势，方如羌活胜湿汤等。

治内湿用加减正气散或连朴饮，以清热燥湿，理气化浊。

综观上述变证，同为温邪为害，表寒证不同于狭义的伤寒，表热证不同于邪在气分的里热炽盛，表湿证即是邪在卫分的兼症。皆因证有恶寒（轻重不一），因而断定邪在卫分。只要弄清楚了主症主脉，对其变证、兼症只要在治疗时用药予以变化兼顾就可以了。临床实践告诉我们，典型的证候不论如何危重，多容易辨认，但少见。更多见的是在主症基础上变证。详细内容可参阅温病学中的有关部分。

二、气分辨证

主症主脉：高热、汗出、不恶寒反恶热、渴喜冷饮、小便短赤、苔黄燥、脉洪大。

气分证候多从卫分传来，也就是卫分证候郁而不解，深入发展——深传入里。这是外感热病中的热盛阶段，主要表现为邪正剧烈相争和热郁气机两个方面。从主要脉证看则是《伤寒论》中的"阳明经证"的表现，不另作解释。为什么说此时的病所部位在里呢？因为症见高热，不恶寒反恶热，也就是说此时的表证已解，纯属里热炽盛，邪热不解，郁阻气机。单就里热炽盛的正邪的剧烈相争而论，是和"阳明经证"相同的，但邪犯部位则有差异。阳明病变多侧重于胃肠，而邪在气分所犯脏腑则较之阳明病为广，而且表现为邪热郁阻气机为特征。在辨证时一定要注意到此种情况的存在。治疗气分主症宜清热生津，用白虎汤辛寒清气。对于变证则不宜拘泥于"阳明经证"的白虎汤。

变　证

1. 邪热壅肺

发热汗出、口渴、咳喘、痰黄黏稠、苔黄、脉数有力。

邪热入里，故身热而不恶寒。里热逼津外泄则汗出。里热郁蒸，耗津伤液，加之汗出则口中作渴而喜冷饮，欲借冷胜热，借水救津液之损伤，此与邪在卫分的口渴者程度不同。邪热壅肺，肺气不得宣降，故致咳喘，邪热炼液为痰则痰黄而黏稠，痰阻气道又加重了咳喘。黄苔主热，脉数为邪热激动血液，使血流速加快。书写病历时往往用：邪

热壅肺，肃降失权，气机不利。治宜清热宣肺，方用麻杏石甘汤加味。

2. 热结肠道

潮热、或有谵语、便秘、或热结旁流、腹胀满而痛、苔黄厚而燥，或焦黑生有芒刺、脉数沉实。

病理机制与阳明腑证相同。邪热深入肠道，与积滞相结成燥屎，故有潮热之作。里热熏蒸，扰动心神则发谵语。热与积滞相结为燥屎则大便不通；或肠中有燥屎阻滞，粪水从旁而下（夹有燥屎者）为热结旁流，其特征是所下之物恶臭异常，且多伴有肛门灼热之感。腑实不通，内有燥屎故腹胀满而痛。苔黄厚为热盛，燥者为热邪伤阴，倘病情进一步发展则成焦黑生芒刺。沉脉为病在里，实为邪实正不虚，数者为热。

治肠中燥屎实热，舍软坚攻下泄热不能排除，故治宜软坚泄热，方用调胃承气汤加味。

3. 热扰胸膈

身热、心中懊恼、坐卧不安、舌红、苔黄。

邪热入里，扰于胸膈气分，郁而不宣，故见身热、心中懊侬、坐卧不安等证。当此之际，热邪虽深传入里，但热不甚，未至热甚伤津，所以舌红不甚，而苔微黄而无明显的口渴舌燥。心中懊恼为胸膈间自觉有一种烧灼嘈杂感，因此部位在心窝部，故称之为心中懊恼，为外邪入里，留于胸膈，扰动胃腑所致。

治宜清宣透热，达邪外出，方用栀子豉汤。

4. 邪郁少阳

寒热往来，热多寒少，口苦胁痛，脘痞恶心，苔黄微腻，脉弦数。

邪郁少阳胆经，枢机不利，故见寒热往来，其病理机制与少阳证相同。热多于寒者是因致病因素为温邪之故。与少阳病不同者为苔黄微腻，此乃热邪夹湿。治宜清泄少阳佐以利湿之品，方用蒿芩清胆汤化裁。

偏湿者：胸闷泛恶、腹胀、大便不爽或溏泄，乃是脾湿失运。治宜化湿为主，方用加减正气散。

偏热者：腹胀满、拒按、口苦、便秘、尿赤、苔黄腻、脉滑数。治宜清热燥湿为主。方用连朴饮加减。

5. 湿聚热蕴

身热不扬、脘痞呕恶、身重倦怠、苔腻、脉濡缓，其中又有热偏重和湿偏重之分别。

湿热郁于表，卫气不得宣畅，热为湿遏，故身热不扬（病人自觉甚热，按肌肤则不甚热）。湿性重着，客于肌表，所以身重倦怠无力。湿阻于里，气机不畅。升降失常则脘痞呕恶；苔腻为湿重的表现。濡脉为湿邪压抑脉道不得充分显露之故。此时病变主要在脾。

治宜宣畅气机，清利湿热。方用三仁汤加减。

总之，邪在气分的特点是但热不寒，是热性病的热盛阶段。由于邪犯部位不同，故有许多不同的类型。只要邪已离开卫分（无恶寒），又未进入营、血的一切证候，都属于气分。治疗气分之病，遵照叶天士："到气才可清气"的说法。应以清气为主。然而，鉴于气分证候比较复杂，所以治法当中又有清热、通下、和解、化湿诸法的运用。清气主要是清泄气分的郁热，病未进入气分者不可使用。因清气药多为苦寒之品，病在表而用清法，必致邪气冰伏不解。"热者寒之"是一般治热的法则，见热即清是对一般而言，然而热所在部位都有表里之别，只有层次分明，奏效方佳。

三、营分辨证

主症之脉：身热、心烦躁扰甚于夜、少眠、甚至神昏谵语，或斑疹隐现、口不甚渴、舌质红绛、脉细数。

营分证候既可以由卫分传入，即所谓"逆传心包"，也可因气分不解，乘正气虚弱、津液匮乏之际内陷入营。营为水谷精气化生而成，注于脉中化以为血，以营养全身。病邪入营，营阴为之受伤，故出现身热，营属阴、夜为阴、营阴既伤，故入夜尤甚。营与心气相通，邪热入营，心神被扰，故见心烦躁扰。甚于夜者并不等于昼轻夜重，只是夜间烦躁较白天更甚。病情恶化则发生谵语神昏。此种神昏谵语与阳明腑实所致者不同，必无大便秘结等燥实见证。邪热窜入血络，则见斑疹隐隐。对于口不甚渴，吴鞠通说："邪热入营，蒸腾营气上升，故不甚渴，不可疑不渴非温病也"。此种口不甚渴是与邪入气分的口大渴相对而言，倘热邪稽留不去，营被过度耗伤，口中自然作渴。营热蒸腾，血流加速则舌见红绛，脉细而数。其中以舌质红绛，心烦不寐为热入营分的特点。此时身热反不如邪在气分时炽盛，是因为邪侵部位较气分深一层，正气与邪气争斗而受到损伤的缘故。

治疗应本着叶天士："入营犹可透热转气"的意思，予以清营泄热，使邪热转入气分，不宜过用寒滞之品，犹冀其邪外透。只要有可能之机，则尽量争取邪能转出气分。方用清营汤。

变　证

1. 热入心包

发热、神昏谵语、或昏愦不语、舌謇、肢厥、舌红绛、脉数。

邪热内陷，灼液为痰，痰热交结。蒙闭心窍则发生神志不清，或神昏谵语，或昏愦不语（神志昏乱，不省人事）。舌为心之苗，痰热阻于心窍则舌謇而言语不利；邪热闭遏于内，所以身虽热而肢厥冷，即"热深厥深"之意。此种神志证候较邪热入营者为重，病机略有差异。邪热入营者仅为热扰心神，尚无痰热蒙闭心窍，虽有神昏谵语，尚有清醒之时刻。此为热与痰相互胶结、阻塞心窍，神志证候严重，且无清醒之时，病情比邪入营分者重笃。

治疗当予以清心开窍，开痰浊之闭。方用安宫牛黄丸。伴有抽搐动风之象者，用紫雪丹清热息风。昏迷者用至宝丹芳香辟秽，苏醒神志。

2. 气血（营）两燔

壮热口渴，烦躁不宁，斑疹隐现，舌绛苔黄，脉细数。

本证为气分邪热未解，而营分邪热已盛，以致造成气营两燔。壮热口渴，苔黄为气分邪热炽盛；舌绛，烦躁不宁，斑疹隐现则为热扰营分所致。属于气营同病者，与单纯的气分热炽或邪热入营的见证不同，治当气营两清。方用加减玉女煎。发斑者宜化斑汤。

四、血分辨证

主症主脉：昼静夜躁，躁扰不宁，或抽搐痉厥，神昏谵语，外发斑疹，或内而吐血、衄血、便血、溲血、舌深绛，甚则齿黑舌焦，脉细数。

营分之邪不解，进一步深入则至血分，是温病发展的最后也是严重的阶段，它除具有营分的全部证候外，并见诸种出血的证候。其病机为邪热入血，灼伤血络，迫血妄行所致。抽搐痉厥为血热引动肝风，或热伤阴血，致血不养肝发生虚风内动。由此可知，热入血分较热入营分的证候为重笃。在生理上，营为血的前身，在辨证时也复如此，故有时营血并称。确定邪入血分，并不要全部见证俱备，只要出现二三主症即可成立诊断。

治疗大法以凉血解毒为主，即叶天士说的："入血就恐耗血动血，直须凉血散血"。方用犀角地黄汤。

变　证

邪入血分的变证有：热毒壅盛即兼气分证候和热极生风两种类型。一般多从虚、实两个方面进行辨证论治，现按虚实介绍如下：

1. 实证

舌质深绛，斑疹透露，躁扰不安，吐血，衄血，溲血，便血。书写病历时用：热盛逼血，心神被扰等词形容。

邪热深入血分，血热沸腾则见舌质深绛（此为邪入血分的主症之一），热从肌腠而发则见斑疹透露，其形状如片或如点。成片状抚之不碍手，色如锦纹者为斑，多为阳明郁热，逼迫营血而从皮肤外发。若碎小如粒，高出皮肤，抚之碍手（也有不高出皮肤，抚之不碍手者）为疹，多为风热郁肺，内闭营血，从血络外透。斑疹外透，标志着邪有外达之机，一般多是夹斑带疹，故多斑疹同称。一般说邪入营血宜见斑疹而又不宜多见。从斑疹色泽变化预测凶吉：色红而活柔而润者为顺。色不甚红为热毒轻浅；色红如胭脂或紫赤类鸡冠者，为热毒炽盛。色黑为热毒已极，最为险恶。斑疹稀疏如洒于皮肤者为邪浅病轻；稠密有根者为病重的逆候。斑疹透露之后，热退神清者为外解里和之象；斑疹发出不齐，或一现即隐，神志昏迷者，为内陷的危象。前人的经验是，"治斑宜清化，勿宜提透；疹宜透发，不宜补气"，所以治斑宜清胃解毒，凉血化斑。治疹宜宣肺达邪，清营透疹。若斑疹同现则宜化斑为主，兼以透疹。以上为热入血分的阳斑。还有一种阴斑，必伴有一派虚寒之象，切不可混淆。邪热入血扰动神志则躁扰不安，甚者昏迷不省人事。血热火盛。逼血妄行，血络受伤则见吐血，衄血，溲血，便血诸证，可选之方如犀角地黄汤、化斑汤等。

2. 虚证

舌质紫晦、神倦瘛疭（痉挛抽搐）或伴有高热、神志不清。

此为邪热极盛、灼伤阴液，血伤则筋脉失却濡养、肝风内动则做瘛（筋脉挛急）疭（筋脉弛张）。其中有虚实之别。所谓虚是指温病后期精血亏损，水不涵木。实为热深厥深。

治实宜凉肝熄风，增液舒筋。方用羚羊钩藤汤。治虚宜滋填肝肾，潜镇风阳。方用大定风珠化裁。育阴法在此时占据了很重要的地位，应该刻意研究。

卫气营血证候的表现，反映了温邪浅深的四个不同层次，为立法用药提供了根据。最浅者为卫，其次为气，再次为营，最深者为血。也可以说，邪在卫分多为表热证，最为轻浅；邪在气分则由表入里，里热炽盛，病情较卫分为重；邪入营血，不但伤营耗血而且心神也受到损伤，病情最为严重。

卫气营血的传变规律是：一般多从卫分开始→气分→营分→血分。由于致病因素的差别，体质强弱不同，所以这种传变规律并不是固定的机械不变的刻板公式。临床上往往见病之始即见气分或营分证候而无卫分证候者，即所谓病发于里。疾病的发展演变，既可以由表入里，也可以由里达表。卫气营血四者是相互联系的，绝不是孤立的，可以从四者的发病情况中得到证实。如有卫、气同病者；有气营同病者；就是邪入血分时也有见到气分证候者。此种变化类似于《伤寒论》中的合病、并病。此外，尚有温病兼有痰饮、食滞、气郁、血瘀等宿疾者，不可不知，治疗时应予以兼顾。

三焦辨证

吴鞠通论温病是以"三焦辨证"的。它和叶天士的卫气营血辨证的方法虽然不同，却有着"同工异曲"之妙。吴氏著《温病条辨》一书，是仿《伤寒论》体例的。以三焦为纲，病名为目，运用部位的划分，说明疾病的传变，从而作为温病辨证论治的准则。吴氏对三焦配五脏的划分是：上焦包括肺、心；中焦包括脾、胃；下焦包括肝、肾。在运用三焦辨证的时候，应和《伤寒论》的六经辨证，叶天士的卫气营血辨证结合起来，才能收到"相得益彰"的效果。

一、上焦辨证

上焦在五脏的划分上包括肺和心，用于辨证时也是讲肺和心经的病变，其中肺又分别出温邪袭肺和邪热壅肺两种类型。

1. 肺

温邪袭肺 发热恶寒、头痛、口渴、咳嗽、脉浮数、苔薄白，舌边尖红。

此类型是因温邪袭肺，卫气郁阻、肺气不得宣降，与卫分的主症主脉基本相同，可参阅卫气营血辨证的有关部分，不再详加解释。治当辛凉解表，宣肺止咳。方用银翘散或桑菊饮。

邪热壅肺　身热而不恶寒、汗出、口渴，咳嗽、气喘、苔黄、脉数。

此由表邪入里，邪热壅肺、肺气不宣所致，与气分辨证中肺热壅遏的病机相同。

治当辛凉宣泄，清肺平喘。方用麻杏石甘汤化裁。

2. 心

热入心包　身热、神昏谵语、或昏愦不语，舌謇、肢厥，舌质红绛，脉细数。

此证的表现即叶天士说的"逆传心包"。所谓逆传即病情危重的逆候。也就是王孟英说的："邪从气分下行为顺，邪入营分内陷为逆"的意思。温邪太盛，或心阴亏虚，则温邪乘机而入，灼液为痰、痰热交阻，蒙闭心窍，神志被扰则见神昏不语、或昏愦不语。舌为心之苗，痰热阻闭心窍则舌謇而言语不利。邪热内闭，不得外达则身体灼热而四肢厥冷（热深厥深）。温邪炽盛，灼伤津液，鼓荡气血加速流动，则舌质红绛，脉细而数。

值得提出的是神昏谵语一症，既可发生在邪热侵入营血之际，也可以出现于阳明腑实之时。前者仅为热入营血，扰动心神，尚无痰热蒙闭心窍和舌謇，肢厥为鉴别之处。后者必有一派胃家实（痞满燥实）的证候显现可资区别。

就邪陷心包而言，此时的神志症状较前二者为重笃。治宜清心开窍，涤热化痰。方用清营汤送服安宫牛黄丸，至宝丹或紫雪丹。

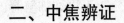

二、中焦辨证

中焦包括脾、胃、大肠三经，是为温病高热的持续阶段，相当于气分证候。

1. 胃热亢盛

发热不恶寒、反恶热、面红目赤、汗出、口渴、气粗、苔黄燥、脉洪数。

其病理机制与阳明经证相同，不另作解释。

治疗法则和方药也不外乎清热生津之白虎汤化裁。

2. 肠道热结

潮热、便秘、溺涩、声音重浊、苔黄黑焦燥。

病理机制与阳明腑证相同，治疗方法也一样。

3. 脾湿蕴热

身热不扬、胸脘痞闷、泛恶欲呕、身重肢软、苔腻、脉濡数。

脾主运化水湿，湿性重浊黏滞，不易运化，故病情较为缠绵，不易速效，并且多变证和兼症为特点。详细情况可参阅湿温病。湿邪与热邪相结，热在湿中，热为湿遏故身热不扬（病人自觉身热，按肌肤则不甚热）。湿热阻滞气机则胸脘痞闷。湿热犯胃，留滞胃脘，扰动胃气，胃失和降之机则见泛恶欲呕。湿不能运化，留滞体表肌肤则身重肢倦。苔腻为湿邪的特征，黄腻或厚腻为热被湿遏所致。脉濡为湿邪压抑脉道，不得充分显露，数者为热。

治疗法则宜清热化湿，方用三仁汤或加减正气散。

由于湿热的变证较多，应根据不同的见证，分别采用芳香化湿，辛开苦降，淡渗利湿诸法分别治之，或单用或合并施用，贵在随机应变，奏效方佳。

三、下焦辨证

下焦指肝肾二脏病变，其特点是病情严重，邪少虚多（相对而言）。

1. 肝风内动

寒热交错，热深厥深，心中憺憺大动，手足蠕动，甚或瘛疭。

疾病发展到此种阶段，多为真阴欲竭，肾水不能涵养肝木，以至于出现肝风内动。多见之于温病后期。肝藏血而主筋，热邪羁留，真阴被劫，阴虚而阳亢，筋脉失却濡养则出现手足蠕动或瘛疭等虚风内动之象。心中憺憺大动是形容心脏剧烈跳动且伴有空虚之感，亦是阴精亏虚、肝风内动，心神不能自主所致。热深厥深或寒热交错可参阅厥阴病和邪入营分有关的部分。值得提出的是肝风内动有虚实之别，热盛动风即"风火相煽"，必伴有一派热盛的见证，病势急而重；虚风内动必见有阴虚之证。正如何秀山说："血虚生风，非真风也，实因血不养筋，筋脉拘挛伸缩不能自如，故手足瘛疭，类如风动，故名内风暗动，温病末期见此证，以热伤血液也"。

本证的治疗以滋阴养血，柔肝熄风为主。方用大定风珠加减化裁。属实者宜凉肝熄风，方用羚羊钩藤饮。

2. 肾阴欲竭

身热面赤，手足心热甚于手足背，口渴咽干、神倦、脉虚。

此为温邪劫耗阴精，邪热久羁，深入下焦肝肾所致。阴精被劫，虚热内扰则见身热面赤，应与邪热亢盛所致者加以区别，后者必有热亢的见证。主要区别在于"手足心热甚于手足背"一句。手足心为阴，手足背为阳，热邪亢盛之热必然见之于手足背为甚，既然特意提出手足心热甚于手足背者，目的在于证明此种热非热邪亢盛，实乃阴虚内热。阴精耗伤，不能上承则见口干咽燥，欲思饮水，以济阴精之亏乏，非热盛之渴欲冷饮者。阴精亏虚，神失所养则见神疲欲寐，此与心火亢盛之烦躁不寐者不同。阴精不足则不能充盈脉管故见脉虚。

治疗此证宜滋阴养液以撤虚热，不可用苦寒清热之品。方用加减复脉汤化裁。

总之，三焦的辨证方法，是用来区分温病发展演变过程中的三个不同阶段。上焦多以肺经的病变为多，是温病的初期阶段。中焦为温病热盛阶段。下焦多属温病末期。三焦的传变规律是从上焦开始，顺传至中焦，逆传则至心包，中焦不愈则传入下焦。但这种传变规律并不是固定不变的，临床上所见的证候并非都是如此典型单纯的，多为混杂出现。

卫气营血辨证和三焦辨证的关系

卫气营血和三焦辨证，都是一种划分温病类型的辨证方法，名称虽然不同，它们之间却有着相互联系，相互贯通的共同点。当然这并不等于二种学说完全一样，其间是有区别的。卫气营血证候中包括了三焦的某些类型，而三焦证候中也有卫气营血证候的出现。因此，不应该也不可能将二者截然分别开来，孤立对待，看成是彼此不相通融的。临床运用时多是将二者密切结合起来，方能取得良好效果。

　　我以为对三焦辨证的认识不足或采取否定态度是值得商榷的。揣测其理由，不外乎是说临床医生多习惯于用卫气营血辨证，而少用三焦辨证，或者以为卫气营血既包括了三焦辨证的内容，因此便用卫气营血辨证取代了三焦辨证的方法。殊不知温病学中所采用的也是大多数人习惯运用、行之有效的方剂，大多来源于《温病条辨》一书，若不对吴鞠通的三焦辨证予以介绍，岂不成了"无本之木"，"无源之水"。无疑是对中医理论，尤其是对温病学说的完整理论体系是一种不应有的损害，无法全面指导对温病的辨证论治。如果说应该以某种为基础，而某种又是派生出来的，那么二者都是由伤寒六经辨证的基础上发展起来的，创造而成的。在清代以前，还没有完整的温病学说，多将温病按伤寒六经辨证论治的，效果却不甚理想，在这种情况下，促使医学家们进行创新，结果创造了温病学说，不但补充了伤寒六经辨证方法，更进一步发展丰富了中医的辨证方法，所以说二者都与伤寒六经辨证有极为密切的联系。

　　平心而论，无论是六经辨证，还是卫气营血辨证，抑或是三焦辨证，其立足点都要归结到脏腑经络这个根本上，是否可以用脏腑辨证取代三者呢？从理论上看似乎行得通，审慎考虑则不然。就现存的资料综合看来，脏腑辨证方法对内伤杂病比较适宜，而对外感热病则不如六经、卫气营血、三焦辨证确切恰当。作为一个医生，宁肯多掌握几种辨证方法，才有可能对付错综复杂、变化多端的疾病。方法越多，运用的越灵活熟练，取得的疗效则越显著，战胜疾病就越有主动权。

当然，这并不意味着是不分精华糟粕的兼收并蓄，仅是提醒同志们在学习时，不要受到"门户之见"的影响。凡是对辨证论治有益的学术著作都应该学习，才是科学的态度。

附录：常用方剂

一画

一贯煎（《柳州医话》）：沙参　麦冬　当归　生地黄　枸杞　川楝子

二画

二陈汤（《局方》）：半夏　陈皮　茯苓　甘草

二妙散（《丹溪心法》）：黄柏　苍术

七味都气丸（《医宗己任编》）：地黄　山萸肉　山药　茯苓　丹皮　泽泻　五味子

十全大补汤（《医学发明》）：熟地　白芍　当归　川芎　党参　白术　茯苓　炙甘草　黄芪　肉桂

十枣汤（《伤寒论》）：大戟　芫花　甘遂　大枣

十灰散（《十药神书》）：大蓟　小蓟　侧柏叶　荷叶　茜根　山栀　茅根　大黄　丹皮　棕榈皮

人参养营汤（《局方》）：人参　甘草　当归　白芍　熟地　肉桂　大枣　黄芪　白术　茯苓　五味子　远志　陈皮　生姜

八正散（《局方》）：木通　车前子　萹蓄　瞿麦　滑石　甘草梢

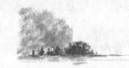

大黄　山栀

八珍汤（《正体类要》）：党参　白术　茯苓　甘草　当归　熟地
白芍　川芎

二仙汤（《经验方》）：仙茅　淫羊藿　当归　巴戟天　黄柏　知母

九味羌活汤（《此事难知》）：羌活　防风　苍术　细辛　川芎　白
芷　生地　黄芩　甘草

三画

三子养亲汤（《韩氏医通》）：苏子　白芥子　莱菔子

三仁汤（《温病条辨》）：杏仁　白蔻仁　苡仁　厚朴　半夏　通草
滑石　竹叶

三拗汤（《局方》）：麻黄　杏仁　甘草

大定风珠（《温病条辨》）：白芍　阿胶　龟板　生地　麻仁　五味
子　牡蛎　麦冬　甘草　鸡子黄　鳖甲

大活络丹（《兰台轨范》）：牛黄　冰片　犀角　地龙　细辛　香
附　南星　首乌　威灵仙　龟板　大黄　防风　青皮　乌梢蛇　白花
蛇　两头尖　安息香　贯众　麝香　松香　血蝎　附子　蕲蛇　全蝎
甘草　熟地　人参　葛根　公丁香　豆蔻仁　赤芍　玄参　黄芩　虎
骨　草乌　官桂　沉香　乌药　当归　乳香　没药　白术　僵蚕　骨
碎补　天麻　木香　藿香　羌活　黄连　麻黄

大补阴丸（《丹溪心法》）：知母　黄柏　熟地　龟板

大承气汤（《伤寒论》）：大黄　厚朴　枳实　芒硝

大黄牡丹汤（《金匮要略》）：大黄　芒硝　丹皮　桃仁　冬瓜仁

大柴胡汤（《伤寒论》）：柴胡　黄芩　半夏　枳实　芍药　大黄
生姜　大枣

小承气汤（《伤寒论》）： 大黄　厚朴　枳实

小青龙汤（《伤寒论》）： 麻黄　桂枝　干姜　细辛　五味子　半夏　白芍　甘草

小活络丹（《局方》）： 川乌　草乌　地龙　南星　乳香　没药

小建中汤（《伤寒论》）： 桂枝　芍药　甘草　生姜　大枣　饴糖

小柴胡汤（《伤寒论》）： 柴胡　黄芩　半夏　人参　甘草　生姜　大枣

小蓟饮子（《济生方》）： 生地　小蓟　滑石　通草　蒲黄　淡竹叶　藕节　当归　山栀　炙甘草

川芎茶调散（《局方》）： 川芎　荆芥　薄荷　羌活　细辛　白芷　甘草　防风

四画

六味地黄丸（《小儿药证直诀》）： 熟地　山药　萸肉　茯苓　丹皮　泽泻

天麻钩藤饮（《杂病证治新义》）： 天麻　钩藤　生石决明　牛膝　桑寄生　杜仲　山栀　黄芩　益母草　朱茯神　夜交藤

五苓散（《伤寒论》）： 桂枝　白术　茯苓　猪苓　泽泻

五皮饮（《中藏经》）： 桑白皮　陈皮　生姜皮　大腹皮　茯苓皮

少腹逐瘀汤（《医林改错》）： 小茴香　干姜　延胡索　没药　当归　川芎　肉桂　赤芍　蒲黄　五灵脂

牛黄清心丸（《痘疹世医心法》）： 黄连　黄芩　山栀　郁金　牛黄　朱砂

化虫丸（《医方集解》）： 槟榔　鹤虱　苦楝根　芜荑　枯矾　使君子　炒胡粉

193

六君子汤（《局方》）：人参　白术　茯苓　甘草　陈皮　半夏

化积丸（《类证治裁》）：三棱　莪术　阿魏　海浮石　香附　雄黄　槟榔　苏木　瓦楞子　五灵脂

止嗽散（《医学心悟》）：荆芥　桔梗　甘草　白前　陈皮　百部　紫苑

丹栀逍遥散（《薛氏医案》）：当归　白芍　白术　柴胡　茯苓　甘草　生姜　丹皮　山栀

乌梅丸（《伤寒论》）：乌梅肉　黄连　黄柏　人参　当归　附子　桂枝　川椒　干姜　细辛

化斑汤（《温病条辨》）：石膏　知母　甘草　粳米　犀角　玄参

五画

半夏白术天麻汤（《医学心悟》）：半夏　白术　天麻　陈皮　茯苓　甘草　生姜　大枣

平胃散（《局方》）：苍术　厚朴　陈皮　甘草　生姜　大枣

玉屏风散（《世医得效方》）：黄芪　白术　防风

白虎汤（《伤寒论》）：知母　石膏　粳米　甘草

玉女煎（《景岳全书》）：石膏　熟地　麦冬　知母　牛膝

石苇散（《证治汇补》）：石苇　冬葵子　瞿麦　滑石　车前子

左归饮（《景岳全书》）：熟地　山药　枸杞　麻茯苓　萸肉　炙甘草

左归丸（《景岳全书》）：熟地　山药　萸肉　菟丝子　枸杞子　牛膝　鹿胶　龟胶

右归饮（《景岳全书》）：熟地　山药　枸杞　萸肉　炙甘草　肉桂　杜仲　附子

右归丸（《景岳全书》）：熟地　山药　枸杞　萸肉　杜仲　菟丝子

附子　肉桂　当归　鹿角胶

左金丸（《**丹溪心法**》）：黄连　吴茱萸

龙胆泻肝汤（《**医宗金鉴**》）：龙胆草　黄芩　栀子　泽泻　木通　车前子　当归　柴胡　甘草　生地

归脾汤（《**济生方**》）：党参　黄芪　白术　茯神　酸枣仁　龙眼肉　木香　炙草　当归　远志　生姜　大枣

四神丸（《**内科摘要**》）：补骨脂　肉豆蔻　吴茱萸　五味子　生姜　大枣

四逆散（《**伤寒论**》）：柴胡　枳实　甘草　芍药

四逆汤（《**伤寒论**》）：附子　干姜　甘草

四物汤（《**局方**》）：当归　白芍　川芎　熟地

生脉散（《**内外伤辨惑论**》）：人参　麦冬　五味子

失笑散（《**局方**》）：五灵脂　生蒲黄

白头翁汤（《**局方**》）：白头翁　秦皮　黄连　黄柏

四君子汤（《**局方**》）：人参　白术　茯苓　甘草

六画

安宫牛黄丸（《**温病条辨**》）：牛黄　郁金　犀角　黄连　朱砂　冰片　珍珠　山栀　雄黄　黄芩　麝香

百合固金汤（《**医方集解**》）：生地　熟地　麦冬　贝母　百合　当归　芍药　甘草　玄参　桔梗

至宝丹（《**局方**》）：朱砂　麝香　安息香　金银箔　犀角　冰片　牛黄　琥珀　雄黄　玳瑁

导痰汤（《**济生方**》）：半夏　陈皮　枳实　茯苓　甘草　南星

导赤散（《**小儿药证直诀**》）：生地　木通　甘草梢　竹叶

芍药汤 (《保命集》)：黄芩　芍药　甘草　黄连　大黄　槟片　当归　木香　肉桂

回阳救急汤 (《伤寒六书》)：附子　干姜　肉桂　人参　白术　茯苓　陈皮　甘草　五味子　半夏

当归龙荟丸 (《宣明论》)：当归　龙胆草　栀子　黄连　黄芩　黄柏　大黄　青黛　芦荟　木香　麝香

竹叶石膏汤 (《伤寒论》)：竹叶　石膏　麦冬　人参　半夏　粳米　甘草

朱砂安神丸 (《兰室秘藏》)：黄连　朱砂　生地　归身　甘草

血府逐瘀汤 (《医林改错》)：当归　生地　桃仁　红花　枳壳　赤芍　柴胡　甘草　桔梗　川芎　牛膝

七画

沙参麦冬汤 (《温病条辨》)：沙参　麦冬　玉竹　桑叶　生甘草　天花粉　生扁豆

启膈散 (《医学心悟》)：沙参　茯苓　丹参　川贝　郁金　砂仁壳　荷叶蒂　杵头糠

良附丸 (《良方集腋》)：高良姜　制香附

补中益气汤 (《脾胃论》)：人参　黄芪　白术　甘草　当归　陈皮　升麻　柴胡

补心丹 (《世医得效方》)：人参　玄参　丹参　白茯苓　五味子　远志　桔梗　当归　天冬　麦冬　柏子仁　酸枣仁　生地

补阳还五汤 (《医林改错》)：当归尾　川芎　黄芪　桃仁　地龙　赤芍　红花

羌活胜湿汤 (《内外伤辨惑论》)：羌活　独活　川芎　蔓荆子　甘

草　防风　藁本

杞菊地黄丸 (《小儿药证直诀》)： 枸杞　菊花　熟地　萸肉　山药　泽泻　丹皮　茯苓

杏苏散 (《温病条辨》)： 杏仁　紫苏　陈皮　法夏　生姜　枳壳　桔梗　前胡　茯苓　甘草　大枣

苏子降气汤 (《局方》)： 苏子　陈皮　半夏　当归　前胡　厚朴　肉桂　炙甘草　生姜

苏合香丸 (《局方》)： 白术　青木香　安息香　沉香　麝香　丁香　荜拔　龙脑　苏合香油　熏陆香　白檀香　香附　诃子　朱砂　水牛角

苇茎汤 (《千金方》)： 苇茎　桃仁　冬瓜仁　苡仁

身痛逐瘀汤 (《医林改错》)： 桃仁　红花　当归　炙甘草　五灵脂　制香附　炙地龙　秦艽　羌活　乳香　牛膝

连朴饮 (《霍乱论》)： 黄连　厚朴　豆豉　山栀　半夏　石菖蒲　芦根

八画

泻心汤 (《金匮要略》)： 大黄　黄芩　黄连

泻白散 (《小儿药证直诀》)： 桑白皮　地骨皮　甘草　粳米

定痛丸 (《医学心悟》)： 天麻　川贝　胆星　半夏　陈皮　茯苓　茯神　丹参　麦冬　石菖蒲　远志　全蝎　僵蚕　琥珀　朱砂　竹沥　姜汁　甘草

定喘汤 (《证治准绳》)： 白果　麻黄　桑白皮　款冬花　半夏　苏子　杏仁　黄芩　甘草

实脾饮 (《济生方》)： 附子　干姜　白术　甘草　厚朴　木香　草果　大腹皮　木瓜　生姜　大枣　茯苓

青蒿鳖甲汤（《温病条辨》）：青蒿 鳖甲 生地 知母 丹皮

苓桂术甘汤（《金匮要略》）：茯苓 桂枝 白术 甘草

肾气丸（《金匮要略》）：地黄 山药 萸肉 茯苓 泽泻 丹皮 桂枝 附子

虎潜丸（《医方集解》）：龟板 黄柏 知母 熟地 当归 白芍 锁阳 陈皮 虎骨 牛膝

金锁固金丸（《医方集解》）：沙苑蒺藜 芡实 莲须 龙骨 牡蛎 莲肉

金铃子散（《圣惠方》）：金铃子 延胡索

知柏地黄丸（《医宗金鉴》）：知母 黄柏 熟地 萸肉 山药 丹皮 泽泻 茯苓

炙甘草汤（《伤寒论》）：炙甘草 人参 桂枝 生姜 阿胶 生地 麻仁 麦冬 大枣

参苓白术散（《局方》）：人参 茯苓 白术 桔梗 山药 甘草 白扁豆 莲肉 砂仁 苡仁

九画

济生肾气丸（《济生方》）：熟地 山药 萸肉 丹皮 茯苓 泽泻 附子 肉桂 牛膝 车前子

养胃汤（《证治准绳》）：沙参 麦冬 玉竹 生扁豆 桑叶 甘草

牵正散（《杨氏家藏方》）：白附子 僵蚕 全蝎

胃苓汤（《局方》）：苍术 厚朴 陈皮 甘草 生姜 大枣 桂枝 白术 泽泻 茯苓 猪苓

荆防败毒散（《摄生众妙方》）：荆芥 防风 羌活 独活 柴胡 前胡 川芎 枳壳 人参 茯苓 桔梗 甘草

茵陈蒿汤（《伤寒论》）：茵陈　山栀　大黄

茵陈五苓散（《金匮要略》）：茵陈　桂枝　茯苓　白术　泽泻　猪苓

保和丸（《丹溪心法》）：六曲　山楂　茯苓　半夏　陈皮　连翘　莱菔子

独活寄生汤（《千金方》）：独活　桑寄生　秦艽　防风　细辛　芍药　川芎　地黄　杜仲　牛膝　人参　茯苓　炙甘草　当归　肉桂

香砂六君汤（《医学正传》）：木香　砂仁　人参　茯苓　白术　甘草　半夏　陈皮

十画

涤痰汤（《济生方》）：半夏　胆星　陈皮　枳实　茯苓　人参　菖蒲　竹茹　甘草　生姜　大枣

桂枝汤（《伤寒论》）：桂枝　芍药　甘草　生姜　大枣

栝蒌薤白半夏汤（《金匮要略》）：栝蒌　薤白　白酒　半夏

桑杏汤（《温病条辨》）：桑叶　杏仁　沙参　大贝　豆豉　山栀皮　梨皮

桑菊饮（《温病条辨》）：桑叶　菊花　连翘　薄荷　桔梗　杏仁　芦根　甘草

通窍活血汤（《医林改错》）：赤芍　川芎　桃仁　红花　麝香　老葱　大枣　黄酒

柴胡疏肝散（《景岳全书》）：柴胡　枳壳　芍药　甘草　香附　川芎　陈皮

逍遥散（《局方》）：柴胡　当归　白芍　茯苓　甘草　薄荷　生姜　白术

真武汤（《伤寒论》）：附子　白术　白芍　茯苓　生姜

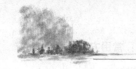

十一画

清燥救肺汤（《医门法律》）：桑叶　石膏　杏仁　甘草　麦冬　人参　阿胶　胡麻仁　枇杷叶

清温败毒饮（《疫疹一得》）：石膏　生地　犀角　黄连　栀子　桔梗　玄参　黄芩　知母　赤芍　连翘　甘草　丹皮　竹叶

清营汤（《温病条辨》）：犀角　地黄　玄参　竹叶心　连翘　黄连　丹参　麦冬

清骨散（《证治准绳》）：银柴胡　胡黄连　秦艽　鳖甲　地骨皮　青蒿　知母　甘草

清金化痰汤（《统旨方》）：黄芩　山栀　桔梗　麦冬　桑皮　知母　贝母　瓜蒌仁　陈皮　茯苓　甘草

麻黄汤（《伤寒论》）：麻黄　桂枝　杏仁　甘草

麻杏石甘汤（《伤寒论》）：麻黄　杏仁　石膏　甘草

清暑益气汤（《温热经纬》）：西洋参　石斛　麦冬　黄连　竹叶　荷梗　甘草　知母　粳米　西瓜翠衣

清肺饮（《证治汇补》）：茯苓　黄芩　桑白皮　麦冬　车前子　山栀　木通　泽泻

清胰汤（《验方》）：柴胡　黄芩　胡黄连　白芍　木香　延胡索　生大黄　芒硝

羚羊钩藤汤（《通俗伤寒论》）：羚羊角　桑叶　川贝　鲜生地　钩藤　菊花　白芍　甘草　竹茹　茯神

羚羊角汤（《医醇賸义》）：羚羊角　龟板　生地　丹皮　白芍　柴胡　薄荷　蝉衣　菊花　夏枯草　石决明

黄连温胆汤（《千金方》）：半夏　陈皮　茯苓　甘草　枳实　竹茹

大枣　黄连

黄土汤（《金匮要略》）: 灶心土　甘草　生地　白术　附子　阿胶
黄芩

黄芪建中汤（《金匮要略》）: 黄芪　桂枝　白芍　生姜　大枣　甘
草　饴糖

萆薢分清饮（《直指方》）: 萆薢　石菖蒲　乌药　益智仁　茯苓
甘草梢　食盐

理中丸（《伤寒论》）: 党参　白术　干姜　甘草

银翘散（《温病条辨》）: 银花　连翘　豆豉　牛蒡子　薄荷　荆芥
桔梗　甘草　竹叶

十二画

温胆汤（《千金方》）: 半夏　陈皮　茯苓　甘草　枳实　竹茹　大枣

滋肾通关丸（《兰室秘藏》）: 知母　黄柏　肉桂

痛泻要方（《景岳全书》）: 白术　白芍　陈皮　防风

普济消毒饮（《东垣十书》）: 黄芩　黄连　连翘　玄参　板蓝根
马勃　牛蒡子　僵蚕　升麻　柴胡　陈皮　桔梗　甘草　薄荷

葛根汤（《伤寒论》）: 葛根　麻黄　桂枝　芍药　甘草　生姜　大枣

葛根芩连汤（《伤寒论》）: 葛根　黄芩　黄连　甘草

越鞠丸（《丹溪心法》）: 川芎　苍术　香附　山栀　神曲

犀角地黄汤（《千金方》）: 犀角　生地　丹皮　赤芍

黑锡丹（《局方》）: 黑锡　硫黄　川楝子　胡芦巴　木香　炮附子
肉豆蔻　补骨脂　阳起石　沉香　茴香　肉桂

紫雪丹（《局方》）: 滑石　石膏　寒水石　磁石　羚羊角　青木
香　犀角　沉香　丁香　升麻　玄参　甘草　芒硝　硝石　朱砂　麝

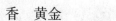

香　黄金

十三画

解语丹（（《医学心悟》）)：白附子　石菖蒲　远志　天麻　全蝎　羌活　南星　木香　甘草

槐角丸（《丹溪心法》）：槐角　防风　地榆　当归　枳壳　黄芩

蒿芩清胆汤（《重订通俗伤寒论》）：青蒿　黄芩　淡竹茹　半夏　赤茯苓　生枳壳　陈皮　碧玉散

十四画

酸枣仁汤（《金匮要略》）：酸枣仁　知母　川芎　茯苓　甘草

膈下逐瘀汤（《医林改错》）：五灵脂　当归　川芎　桃仁　丹皮　赤芍　乌药　延胡索　甘草　香附　红花　枳壳

十五画以上

藿香正气散（《局方》）：藿香　紫苏　白芷　桔梗　白术　厚朴　半夏　大腹皮　茯苓　陈皮　甘草

增液汤（《温病条辨》）：玄参　麦冬　生地

镇肝熄风汤（《医学衷中参西录》）：淮牛膝　生龙骨　生白芍　天冬　茵陈　生龟板　生麦芽　生赭石　生牡蛎　玄参　川楝子　甘草